翟双庆
解读

《黄帝内经》
【七情篇】

 著 翟双庆

 整理

于 宁　刘珍珠　李梦琳

陈敬文　刘金涛　张 宁

王慧如　梁 艳　席崇程

黄薰莹　田 栋　王维广

人民卫生出版社

图书在版编目（CIP）数据

翟双庆解读《黄帝内经》. 七情篇 / 翟双庆著. —
北京：人民卫生出版社，2020
ISBN 978-7-117-29813-1

Ⅰ. ①翟…　Ⅱ. ①翟…　Ⅲ. ①《内经》– 养生（中医）
②病因（中医）　Ⅳ. ①R221②R228

中国版本图书馆 CIP 数据核字（2020）第 030197 号

| 人卫智网 | www.ipmph.com | 医学教育、学术、考试、健康，购书智慧智能综合服务平台 |
| 人卫官网 | www.pmph.com | 人卫官方资讯发布平台 |

翟双庆解读《黄帝内经》——七情篇

著　　者：翟双庆
出版发行：人民卫生出版社（中继线 010-59780011）
地　　址：北京市朝阳区潘家园南里 19 号
邮　　编：100021
E - mail：pmph @ pmph.com
购书热线：010-59787592　010-59787584　010-65264830
印　　刷：三河市尚艺印装有限公司
经　　销：新华书店
开　　本：710×1000　1/16　印张：13
字　　数：156 千字
版　　次：2020 年 3 月第 1 版　2024 年 10 月第 1 版第 3 次印刷
标准书号：ISBN 978-7-117-29813-1
定　　价：45.00 元

打击盗版举报电话：010-59787491　E-mail：WQ @ pmph.com
质量问题联系电话：010-59787234　E-mail：zhiliang @ pmph.com

中医药是中华传统文化中的一颗璀璨明珠，在其形成与发展过程中，以人体生命活动为基础，汲取哲学、术数、天文、农学、历法、地理、气象、物候、社会学等多学科智慧，不断积累经验、提炼升华，凝聚为守护中华儿女生命健康的国之精粹。中医药文化绵延数千年不绝，在其流传过程中，沟通天地之道、治病解疾之术逐渐渗透到民间日常生活的方方面面，百姓对其日用而不知，也正因此，中医药虽历经风雨千年，从未间断，时至今日，仍然焕发出生机与光芒。

　　《黄帝内经》作为中医理论的渊薮，东方智慧的集成，涵盖了天、地、人，道术结合，教会人们如何认识人体、认识社会、认识自然，教会医者如何行医术、做"上工"。也正是因为《黄帝内经》"其文简，其意博，其理奥，其趣深"，才吸引我坚持研究三十余年而兴趣愈浓。《内经》不只教给我如何学中医、做临床，其独特的认知思维、文化内涵在生活和工作的方方面面都让我受益匪浅。学医至此，深知"医之为道大矣，医之为任重矣"，所以借由国家大力支持中医药事业发展、百姓中医养生热潮的东风，将《内经》的知识与智慧、自己的所学所感，通过媒体与著述等形式进行科普传播，希望能带大家更好地认识中医、了解中医、运用中医智慧，提升自己和家人的生活质量，改善人与人、人与社会、人与自然的关系，为构建和谐社会、实现伟大复兴的中国梦贡献一份中医人的微薄之力。

　　时光荏苒，中央电视台科教频道（CCTV10）《百家讲坛》栏目播出的《翟双庆解读＜黄帝内经＞》系列节目，自2016年4月始，已经陆续推出了《五脏篇》《六气篇之风寒暑》《六气篇之湿燥火》《七情篇》等共四部74集，而自最初筹备至今已五年有余。在讲述过程中，我们从《黄帝内经》经典原文出发，通过讲述故事传说、生活事件、临床案例等形式，深入浅出地对《内经》理论进行了解读，带领大家从认识人体五脏功能，到了解自然界风雨寒暑对人体的影响，把握情绪与疾病的关系，既向大家揭示了生命活动的基本规律，又呈现了《黄帝内经》独特的思维方式和文化内涵。节目视频与发行的前三部同名书籍均得到了广大中医药爱好者的肯定与支持，而大家迸发出的对中医药日益浓厚的兴趣与热情也激励我继续致力于中医药文化的传播。

　　此次，我们着眼于2019年3月至4月播出的第四部喜、怒、忧、思、悲、恐、惊七种情绪，将其内容集结出版。用《内经》理论解释喜怒哀乐等人之常情的产生机制，阐述情绪对人体脏腑气血的影响，解读情绪与疾病的关系，带领大家更深入地认识《黄帝内经》所倡导的心身一体观。在学习中医文化的同时，也帮助大家更好地控制自己的情绪，建立和谐的人际关系。希望广大读者能够继续支持，并提出宝贵的意见和建议！

　　衷心感谢在节目录制及集结此书中，中央电视台、人民卫生出版社及我的团队对此项工作的大力支持！

翟双庆

2020年1月17日于北京

第一集
人之常情

春有百花秋有月，夏有凉风冬有雪。《黄帝内经》（下文也有简称《内经》）认为人与自然界具有十分密切的关系，我们可以通过自然界的风、寒、暑、湿、燥、火等自然现象来认识人体，并进一步有效地指导临床，这就形成了独特的天人一体观。自然界中的旭日微风、雨雪冰雹、狂风暴雨，这些都属于正常的自然变化，我们可以称之为常态。自然界有常态，人体内部也存在着一些常态，它们就是我们今天讲述的内容——人之常情。

2008 年，网络上根据奥运会上的表现，将美国的射击选手埃蒙斯评为北京奥运会上十大悲情英雄之一。埃蒙斯在倒数第二轮领先将近 4 环的情况下，最后一轮仅打出了 4.4 的成绩，将冠军拱手让给中国队的邱健。回首 2004 年雅典奥运会上，同样的悲剧就已经发生过一次。在雅典奥运会射击男子 50 米步枪 3×40 决赛，埃蒙斯如果最后一枪能打上 7 环，基本就能稳拿金牌，可是谁都没有料到，戏剧性的一幕出现了：埃蒙斯最后一枪脱靶了，冠军就变成了中国队的贾占波。是什么导致埃蒙斯接连出现这样的问题呢？我想这恐怕和他当时的情绪有很大的关系。除了专业技能以外，在竞赛中对情绪的自我掌控能力，是决定比赛表现的关键。当选手过度紧张焦虑时就非常容易导致行为的失控，进而发挥失常，与冠军失之交臂。

一、情绪是什么

情绪是人面对社会境遇、环境变化而产生的反应，是一种心理活动、情感体验，为人所固有。情绪有消极与积极之分，有愤怒和恐惧，也有高兴和喜悦。人们总想着摆脱所有的消极负面情绪，只享有快乐的情绪，可是要想做到这样，实属不易。因为情绪是人与生俱来的一种基本的生理活动，是人之常情。大诗人苏东坡讲过"人有悲欢离合，月有阴晴圆缺"，情绪反应、情绪波动如同日月星辰变化，是一种常态。在《黄帝内经》当中也记载**"有喜有怒""有忧有丧""有泽有燥"**，说明人有喜有怒，就如同自然界有润泽的地方，也有干燥的地方，**"此象之常也"**，这都是一种正常的状态。

刚才提到，有些人很想完全消除所有不良情绪，这样做究竟行不行呢？有个电影叫做《头脑特工队》，影片的背景是一名 11 岁的小女孩莱莉，而真正的主角却是她脑海中的五名情绪小人：乐乐（喜）、忧忧（忧）、怕怕（恐）、厌厌（思）与怒怒（怒），他们齐心协力，是控制莱莉日常生活与喜怒哀乐的指挥官。然而在一次意外中，乐乐、忧忧不幸走失，只有怕怕、厌厌与怒怒控制着莱莉，导致莱莉性格巨变，生活也逐渐崩溃。最后情绪们努力协作，终于把那两种走失的情绪找回来了，这五种情绪重新相互配合，让莱莉的生活重回正轨。

这个电影实际上就是在讲人的情绪到底是怎么一回事。从这里我们可知，这些不同的情绪都是常态，是不可或缺的。就如同人不可能不吃饭，也不可能不睡觉，不可能一直在学习、一直在工作，所以饮食、睡眠对人体来讲就是最基本的生命活动，而情绪也是如此。有些人一出现愤怒的情绪就开始担心自己是不是要生病了，实际上该愤怒的时候要愤怒，该高兴的时候要高兴，这只是一种常态而已。此外，这部电影还说明了这些情绪对我们人体有很大的作用，可以控制我们的生活，支配我们的行为。

⚛ 二、情绪的种类

在《礼记》当中，把情绪分成了喜、怒、哀、惧、爱、恶、欲七种。《荀子》中则提出好、恶、喜、怒、哀、乐六种。而《黄帝内经》把这些情绪概括为喜、怒、忧、思、悲、恐、惊七种，我们俗称为"七情"。自《黄帝内经》提出，至今两千多年来，七的数目就占据了主流。

那么各种情绪之中有没有好坏之分呢？情绪是人对社会和环境的一种反应，一种体验，一种心理活动，它以事物是否满足人体的需要作为标准。换句话说，人要吃饭、睡觉，喜欢看好看的颜色，喜欢听好听的音乐，这是人的欲望和需求。如果满足了，高兴、愉快，这就属于肯定性的情绪，也叫积极性的情绪。如果没有满足需要，想吃美食没有吃着，想睡觉不能睡觉，心里就会烦、不高兴、郁闷，这类的情绪就属于否定性情绪，也称作消极情绪。

有一个成语叫做七情六欲，实际上这个六欲的欲，就是欲望、需求。六欲是我们判断情绪是积极的还是消极的一个重要因素。那六欲到底是什么呢？正是我刚才所讲的，人体需求的，人体的欲望。古人说，有见欲、听欲、香欲、味欲、触欲和意欲。这触欲就是接触，对应人体实际上就是一些触觉感受器。见欲对应眼睛，听欲对应耳朵，香欲对应鼻子，味欲对应舌头，触欲对应的就是我们身体，意欲则对应我们的思想和意愿。六欲后来又被称作六根，实际上这些欲望不在情绪里，它是情绪产生的一个基础，是判断情绪是积极还是消极的一种标准。

在七情里，喜属于积极的情绪。其他几种偏于消极，但是思除外。思，实际上就是思考，遇到解决不了的事，想不明白的事，就需要思考。所以古人认为，思偏于中性，既不积极，也不消极。思是各种情绪产生的基础，一般来讲，各种情绪都是先思而后发。

有些情绪用思的时间比较长，如担忧和恐惧，所以在古人论述当中，思常跟我们的悲、忧放在一起，偏于一种消极的情绪。其实，思作为一种中性的情绪，各种情绪都要用思，只不过用思有的过程长一些，有的过程短一些。

三、情绪的来源

（一）情绪是与生俱来的，是人的本能

在《礼记》当中就讲，七情是"弗学而能"，不用学，人自身就有。在《荀子》当中，就把这个七情称作"天情"，是上天赋予我们的，人不用经过训练，七情就存在了，这是人的一种本能。

（二）情绪的产生与外界环境有关

外界环境会促使我们产生七情。比如说，秋天一到，秋风瑟瑟，落叶飘飘，树叶也变黄了，人到秋天的时候，情绪就偏于低沉。所以有人把与秋天相关的情绪称作"秋悲"。秋天也常常出现忧愁的情绪，所以你看这个愁字，是心上有个秋。这也就是讲情绪跟环境是有密切关系的。

在《淮南子》中，很明确地提出情绪与我们周围的环境有密切的关系，"物至而神应，知之动也；知与物接，而好憎生焉。"也就是

说，我们人接触了外界事物，就有了知觉。知觉产生了，才能有这种喜好憎恶。环境一旦发生变化，可能情绪也就改变了。

相传宋代的汪洙是一个神童，9岁就开始赋诗。他有一首短小精妙的诗，有人称为《四喜诗》："久旱逢甘雨，他乡遇故知。洞房花烛夜，金榜题名时。"里面提到的确实都是高兴事，干旱得久了，突然下雨，久旱逢甘雨，当然高兴。他乡遇故知，远在他乡，突然遇到自己的好朋友、知己了，也是特别高兴。洞房花烛夜，突然有了一个要跟他白头偕老、度过一生的人，是个大喜事。金榜题名时，多年的奋斗，突然被人认可了，自然会高兴。后来，据说有一个秀才，参加乡试，但乡试未果，途中回家，遇着了一阵雨，于是住进一个旅店，旁边有人吹唢呐，又有人放鞭炮，娶媳妇。他感觉自己特别颓废，又特别伤心。晚上睡不着觉，想起来汪洙的《四喜诗》，他就把每一句话后边加了两个字，变成了《四悲诗》："久旱逢甘雨，一滴。"一滴雨对于干旱当然是没有什么缓解。"他乡遇故知，债主。"他乡好不容易遇到一个老熟人，结果他是来讨债的。"洞房花烛夜，梦中"本是好事，结果是梦里娶媳妇，一场空欢喜。最后说"金榜题名时，重名"。本也是好事，结果他加两个字，说这不是他的。这就变成了一个《四悲诗》。所以说，环境对人情绪的产生确实是非常重要的。

（三）情绪产生的内在基础

首先是气血。气血是产生情绪的一个内在要素，所以《黄帝内经》反复提出来，血气是人之神，说**"血脉和利，精神乃居"**。我曾经遇到一个患者，她每次月经来之前都出现一个问题，就是心情烦躁，易怒，脾气非常大，睡眠也不好，处于一种躁动易激惹的状态，这实际上就跟气血的波动有密切关系，因为月经要来，气血会产生变化。所以我们也发现，像那种血虚或大失血的人情绪往往就比较低沉，反应不灵敏，人表现出来比较淡漠。实际上这也是气血影响了人的情绪。

在《内经》的《天年》篇也提出，小孩10岁气血还没太旺盛，表现出来一种行为是"**好走**"，古代的走就是跑，意思就是小孩不安静，喜欢到处跑，情绪变化很快。20岁，气血偏于旺盛了，"**故好趋**"，趋就是一种快走。"**三十岁，五脏大定，肌肉坚固，血脉盛满，故好步**"，步就是一种慢走。情绪也变得不容易激惹，不容易表现在外，换句话说，人变得偏于稳当了。等到40岁时，《黄帝内经》称为气血、脏腑功能已经平盛而不摇了，也就是到了鼎盛时期。这个时候，人就稳当了，所以孔子也说"四十而不惑"，处理问题也比较成熟，情绪控制得比较好，也不容易把情绪完全、时刻表露在外，人也不容易被激惹、生气。实际上人随着气血在不断地旺盛，不断地成熟，他的情绪也逐渐稳定。而如果再进一步衰退，到60岁，心气就衰了，气血也开始衰退了，所以60岁"**苦忧悲**"，就有点多愁善感了，不良的情绪也就随着出来了。所以，气血是情绪变化的内在基础。

另外《黄帝内经》也强调，情绪变化还有一个基础，就是五脏。《内经》中有多处原文提到这些问题，如"**人有五脏化五气，以生喜怒悲忧恐**"，说明人的七情是跟着脏腑产生的，脏腑旺盛了，情绪也就稳定了，而如果脏腑功能出现偏差，可能情绪表现出来也有偏差。再换句话说，如果情绪过亢、过激、过烈可能会影响相应的脏腑，使得脏腑的功能失调。具体而言，《黄帝内经》提出来心应喜，肝应怒，脾主思，肺主悲和忧，肾主恐。《内经》把这些情绪、情志同脏腑紧密地结合起来，而且还赋予阴阳五行与之配合，形成了一个完备的理论。因此，怒因其属于肝，在五行当中归属于木。喜是跟心相配，在五行当中属于火。思属于脾，在五行当中属于土。悲、忧跟肺相应，在五行当中属于金。恐就属于水，属于肾。

当五脏功能活动正常，脏腑气血正常的时候，表现出来的情志就是正常的。如果脏腑功能异常，那么表现出来的情志可能也会出现一些问题。而情志异常的时候，我们也可以反过来去探究一下气血、脏腑是不是出了问题，这一点也希望能够引起大家的注意。

❀ 四、情绪对人们行为和生活的影响

情绪对人的控制作用还是比较大的。在《头脑特工队》中，两种情绪都从人体跑掉了，剩下这些情绪再支配人体，行为可能就会比较怪异。大家都看过小说《林海雪原》，或者看过电影《智取威虎山》，里面有这么一句暗号，叫做："你脸怎么红了？精神焕发；怎么又黄了？防冷涂的蜡。"第一句也就是说如果人情绪饱满、精神高涨，脸色是比较好看的。如果人比较害怕、恐惧，脸色可能是苍白无色。所以我们讲情绪对人体是有影响的。在《黄帝内经》当中也提出**"百病生于气"**，气对人的气机也是有影响的，即情绪对气机是有影响的。比如说"恐则气下"，如果一个人特别害怕、担心，这种恐惧的情绪就会导致人的气机、气血往下走，有可能就会出现类似吓得尿裤子的情况。这实际上就是气往下走的一种表现。所以我们讲情绪对人的行为是有很大影响的，是有支配作用的。

❀ 五、情绪与情感

情绪是人体对社会、环境的反应，它以是否满足我们人体的某种生理需求作为判断标准。而情感则不同，它是以情绪作为基础的，但

是与它联系更多的是社会责任、社会精神，还有我们人的信仰。情感是人所特有的。古人认为，人跟动物有很大的区别，动物与人一样都有情绪，但人是有情感的，而情感可以更好地指挥我们的行为。

《荀子》云："水火有气而无生，草木有生而无知，禽兽有知而无义，人有气有生有知，亦且有义，故最为天下贵"，也就是说寒、热、温、凉的水火都有气，但是没有生命。而草木有生命，但是却没有知。知，实际上跟我们的情绪有密切关系，没有这种知觉就没有这些情绪。"义"实际上可以理解为道理，也可以理解为情感、信仰。人有气，有生，有知，也有义。所以《黄帝内经》中反复在强调：**"天覆地载，万物悉备，莫贵于人"**。人是万物之灵长，因为他有道义、有社会责任、有思想、有信仰。

社会主义核心价值观有 24 个字，其中有一段和我们个人情感方面有密切关系，那就是"爱国、敬业、诚信、友善"。2008 年汶川大地震时，发生过这样一个真实的故事：一位老师叫谭千秋，在发生大地震时，正讲着课，房子摇晃，地在动，周围吱吱地响，外面也尘土飞扬。他意识到地震了，赶紧组织学生往外逃离。这个时候有四个孩子跑不出去了，于是谭千秋就把这几个小孩子拉在课桌下面，自己趴在课桌上，用自己的身体来护着这些孩子。直到第二天的晚上，大家才发现他们，谭千秋还是这么一种姿势，他的身上已经砸了很多的砖头、水泥块，后脑都已经被砸塌陷了。他是牺牲了，但是他所护的那几个孩子却都活着。

我们说地震跑与不跑，能不能逃生，只留给我们很短暂的时间，没有那么多时间去考虑。所以他是凭借一种本能的反应去保护着这几个孩子，这与他的日常修养、社会责任、崇高的信仰有关，这些情感在这里驱使着他，使他能在很短的时间内做出这样的举动。因此，我们说情感与情绪是有区别的，情感可以支配我们的情绪，情绪也是情感的一种表达、一种体现。

我们的情感也好，情绪也罢，其实都是可控的。情绪是人之常态，但是我们不希望情绪放任自流，想干什么就干什么，想发怒就发怒，这是不行的。情绪可以控制，情感可以培养。所以我们要求人要修身养性，要修德，这就是在培养、修炼我们的情感。

在《黄帝内经》当中也讲：**"志意者，所以御精神，收魂魄，适寒温，和喜怒者也。"** 这里所谓的 **"志意者"**，可以理解为是一种自觉的意识。用这种意识可以修炼我们的情感，控制我们的情绪，所以才能做到调和喜怒。如果喜怒不调，情绪过亢，就会导致我们身体受到伤害。所以《内经》当中一直在提，百病生于气，它列举的六种情况都可以影响我们人体的气机，导致气机运行失常，进而产生疾病。《内经》中还列举了九种气，也就是九个例子，其中情志占了六个。由此可见，《黄帝内经》在致病因素当中非常重视情志致病，认为情绪对人具有非常重要的影响。

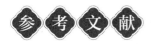

参 考 文 献

［1］ 《黄帝内经素问·气交变大论篇》[M]. 北京：人民卫生出版社，2012:283.

［2］ 《黄帝内经素问·举痛论篇》[M]. 北京：人民卫生出版社，2012:151.

［3］ 《灵枢经·平人绝谷》[M]. 北京：人民卫生出版社，2012:69.

［4］ 《灵枢经·天年》[M]. 北京：人民卫生出版社，2012:97.

［5］ 《黄帝内经素问·阴阳应象大论篇》[M]. 北京：人民卫生出版社，2012:23.

［6］ 《黄帝内经素问·宝命全形论篇》[M]. 北京：人民卫生出版社，2012:108.

［7］ 《灵枢经·本脏》[M]. 北京：人民卫生出版社，2012:85.

第二集
病由心生

请读者考虑这样一个问题，人的疾病是从哪里来的呢？估计会有很多朋友说，病从口入。所谓病从口入，即指日常饮食不够节制，过饥、过饱、贪凉、贪热，或者食物的种类偏颇，都可能会产生疾病。然而，在现实生活中，随着社会的变迁、环境的变化，我们人的思想也随时随地在发生改变，人的种种经历都会给我们的思想、情绪铸上烙印。这些会产生诸多变化的情绪、思想同样都是引起我们多种疾病的重要原因。所以也有人讲：病由心生。在前面，我曾经讲过心主神志，也就是说我们的情绪、情感、情志都由心来主宰。所以当情绪、情志发生改变的时候，可能就会产生疾病。

我们说"月有阴晴圆缺"，这是自然界的一种常态，刮风、下雨这都是正常的。人有七情也是一种常态，人的情绪是一个外在的表现，但如果七情过于强烈，过于持久，可能会对我们人体造成诸多的影响。

一、情绪产生疾病的条件

情绪是人们天天都会存在的，人有情绪是常态，那究竟在什么情况下，情绪可以产生疾病呢？

（一）素有旧疾

如果我们人体原来就有一些疾病，再加上一定程度情绪的干扰和影响，引动我们人体内在的已经病变的机体，导致疾病复发，或者是加重，或者是引起新的疾病。

大家都听说过《三国演义》当中诸葛亮三气周瑜的故事，最后诸葛亮把周瑜气得金疮迸裂，这实际上就是由于情绪导致了旧伤复发。在生活中，我们可能听说过，某人在生气、争吵、打仗的过程中，突然晕厥，甚至死亡的。有的是因为突发的脑血栓、脑出血，或是突发的心梗，其实，这在一定程度上表明这个人很可能原来就有故疾。所谓"故"是指原本就存在的，"故疾"就是原本就有的疾病，也就是老百姓所说的"老病根"。在故疾的基础上，再加上情绪的影响，就容易发病，甚至致命。我也有这么一个患者，实际上他就是胃疼、胃胀，吃东西也没有食欲。经过调治以后，感觉有所好转。结果前一段时间又来了，为什么呢？因为跟家里人闹了些不愉快，生闷气，结果胃病复发，又过来看诊。

《黄帝内经》当中提到**"邪之所凑，其气必虚"**（《素问·评热病论》），意思是说疾病或者外邪，之所以能够发病，是因为机体本身的正气，也就是抗病力降低。很多人体内原来就有些没有发作，也没有表现出来的病症，当遇到外界的邪气或不良因素、不良情绪侵犯的时候，就可能产生疾病。之前听朋友讲，一个出租车司机胃部很长一段时间感到不舒服，于是去医院检查，结果医生诊断是胃癌，司机听后惊吓过度，本来开车去的医院，结果车都开不回去了，病情急转而下，过了半个多月，人就去世了。这说明情绪在一定程度上可以使患者的病情加重。

《黄帝内经》的《灵枢·贼风篇》讲了这么一件事：黄帝问岐伯

说，人疾病的产生是由于外邪，也就是风、寒、暑、湿、燥、火使人产生疾病，但现在有这样的人，他不离空穴、房屋，也就是说这个人他没有遭受风、寒、暑、湿、燥、火这些外邪的侵袭，却得病了，那到底是什么导致他得病呢？岐伯就回答说，因为他身上原来就有故邪。比如说原来你磕碰过，体内留有瘀血，或者是外感湿邪，湿邪内伏但没有发作，现在突然遇到天气变化，虽然这个变化是正常的，但仍然可以影响你，甚至引动故邪，从而发病。这叫做"因加而发"，"因"是指故邪、故疾，就是原来就有的那种疾病，"加"就是加以新的诱因而发作。

黄帝听完以后对岐伯的这个答复不太满意，他说天气变化患者自己是能够感知的，但有些人，连这种日常天气的变化都没有遇到，却生病了，是不是有鬼神在作祟？岐伯又回答说不是，虽然患者没感受到自然界的这些变化，但是人有情绪的变化，日有所思，夜有所想，厌恶某些事了，对某些事感觉到不开心了，这些情绪就会引动人的气血，使气血产生波动，而波动的气血就会引动人身上旧有的疾病，使得旧疾复发。其实这段话意思就是说，身上素有旧疾，情绪的波动可以引动旧疾复发，或者产生新的疾病。

（二）情志过激

当情绪刺激非常猛烈时，可以使人产生疾病。

有一个患者，是一个小孩，平时非常听话，学习也十分努力，就是性格偏于内向。在高考前一个多月，突然出现了频繁腹泻的情况。他母亲对此十分纳闷，高考前的一日三餐，都为他准备得特别好、特别精心，食物都是挑最好、最新鲜的，如此细心的照料，为什么还会闹肚子呢？除了腹泻以外，这个孩子还表现出来特别烦躁，脾气变大了，睡眠也不安稳，平时上课注意力也不太集中，感觉学习学不进去了，于是他的父母带他到我这儿来看病。这其实与孩子感受到的压力密切相关，越临近高考，压力越大，也就出现了从最初一天腹泻两到三次，到后来的一天四到六次，甚至更多。按中医讲，这就偏于一种肝郁气滞，木气郁，克伐脾土，导致了消化不正常。按西医来讲，称作肠易激综合征，有的也称作紧张性腹泻。

其实肠胃与情绪联系非常密切，有人就把肠胃称作我们情绪的晴雨表，情绪有变动了，肠胃常常就可以反映出来。比如胃溃疡、十二指肠溃疡等一些疾病，现在被定义为一种身心疾病，认为是由于人的心理压力大，过于紧张、焦虑，才导致肠胃产生了这些病变。日常生活中，那些一紧张就要上厕所的人，实际上就属于这类情况。

有些人处于过度焦虑、紧张的情绪当中就容易掉头发，甚至一紧张、一焦虑，头发就会大把大把地掉。还有的人会出现身上瘙痒，或者患上湿疹、牛皮癣等疾病。这其实只是疾病表现的部位和形式有些不同，但都与情绪紧张存在密切关系。

《黄帝内经》云：**"暴怒伤阴，暴喜伤阳"**，认为特别强烈的情绪刺激可以导致人产生一些疾病，"暴"字，就是突然的意思，突然大怒、大喜都可以导致疾病。

此外，《黄帝内经》还有一段原文，叫做**"大怒则形气绝，而血菀于上，使人薄厥"**，就是说大怒使人体内气的运行状态发生改变，导致血郁于上，从而使人产生了"薄厥"。中医讲**"怒则气上"**，怒属于肝，肝主升，大怒以后，气血上涌，涌到我们的心胸、头部，使得神志发生昏迷，产生薄厥。这个"薄"通"迫"，迫使气血上逆，使得人厥逆、昏迷。这些都表明，突然的强烈的刺激，可以使人产生一些疾病。

（三）情绪久郁

如果不良的情绪长期存在，比如长期紧张、长期处于忧郁状态，都可以使人产生疾病。

民国时代有一个著名中医医家张锡纯，他就治疗过这样一个患者。这是一个四十岁左右的中年女性，家住在天津，因为家里的事一直不顺，家务又劳心，导致了她食欲不好，饭量减少。屋漏偏逢连阴雨，后来她家又惹上官司，要对簿公堂。结果这天上午去了公堂以后，她回到家就卧床不起，昏昏欲睡，而且身体还有点虚弱，一测体温，38.8℃，于是就把张锡纯给请了过去。张锡纯看后，认为这个病偏于一种虚劳。也就是说由于长期情绪压抑、不舒，情志不遂，导致了气血被消耗，所以将其诊断为心脾两虚，运用了补气补血、养心安神的药来进行调理，结果药到病除。

这种情况在《黄帝内经》当中早有论述。书中称"**凡未诊病者，必问尝贵后贱，虽不中邪，病从内生，名曰脱营。尝富后贫，名曰失精**"（《素问·疏五过论》）。这就是说看病的时候一定要考虑到患者的生活境遇，如果他原来的地位比较高，也就是"尝贵"，现在"后贱"，地位比较低了，从高位到低位，心情非常压抑、郁结，就会导致他的营血被耗伤，所以称作"脱营"，也就是营血脱离。另外一种人，就是原来比较富有，吃的比较好，生活比较舒适，现在是"后贫"，就是生活水准下降了，吃的、穿的、住的都不好了，这样也是对他精血的一个耗损，所以称作"失精"。"脱营"也好，"失精"也好，最后导致的都是气血双亏，气血不足。那么这说明社会环境和生活环境的剧烈变化导致了人精神、情志上的一种压抑不舒，长期以往，可以引发疾病。

通过上面的讲解，总的来说，情绪在什么情况下可以导致疾病呢？主要就是身体有旧疾的，情绪特别暴烈的，或者有长期的情绪刺激、长期压抑的，都可以引发我们身体的疾病。

❀ 二、情绪影响形体和气机运动

在《黄帝内经》当中提到"百病生于气"。认为导致气异常的原因有九种，其中情志占了六种。所以可想而知，情志不调会对人体产生很大的危害。实际上情绪、情志对我们形体也会产生伤害，中医一再强调说形体是神、情志的基础，气血、五脏都是情绪、情志产生的基础。但是神、情志又可以主宰或者是影响我们的气血、脏腑，所以情志失常可以影响我们的形体。其实包括我前面所说的周瑜金疮崩裂、一些人胃炎的加重、心梗的发生、脑血管病的产生等，都跟情志有关系，是情志影响了形体。

另外，情志还可以影响我们气的变化。比如怒可以导致气上，恐可以导致气下，悲可以导致气消，思可以导致气结等，都是气的运行发生异常。实际上情绪导致人的病变，有的会引起形体、组织器官的改变，有的可能还没有。

我就遇到过这样的患者。这是我一个学生的弟弟，想到北京来读博士，结果考了两年都没中，于是他出现一种情况，就是心跳有时候特别快，有时候特别慢。快的时候，心率接近每分钟 150 次，而慢的时候，也就每分钟 40 次左右。到医院检查，诊断为心脏传导阻滞，没有什么其他的器质性疾病。这种情况大夫就有些束手无策了，因为如果心率快的时候用些减缓心率的药，就会导致心率慢的时候更加慢；而如果用增快心率的药物，心率快的时候就会更快。我就告诉他说，他已经是硕士了，学位也不低了，不一定非要考到博士，硕士毕业以后找份工作，让父母带着出去放松放松，压力不要特别大。这位患者实际上就是由于情绪、压力比较大，人比较郁闷，所以产生了这样的一种情况。而且这样的患者实际上往往并没有器质性的病变。

还有一个患者也是类似的情况。他有一次跟朋友一起喝酒，跟邻桌发生了一些争执，结果回家以后就感觉到胸闷，有的时候还有点心悸、心痛。到医院去检查发现没有什么器质性的病变。后来又发生过几次这种胸口憋闷，有点心痛、心慌的情况，甚至曾经叫120送到急诊，结果也没检查出什么问题。这实际上就跟生气、暴怒有密切关系。但他还没有器质性病变，这实际上就是中医所说的气的运行产生了异常，所以导致了一些病变，但是这个病变不一定就是器质性改变。

还有些人会产生疼痛的症状。比如有一位妇女来找我看病，说是后背酸疼，而且她说感觉到骶骨的下边有一种火烧样的疼痛。再一问原因，实际上也就是压力特别大，事业不顺，而且有婚姻危机，精神有点受挫。做了一系列的检查也没发现器质上的病变，这个按西医来讲叫做焦虑性的腰背痛。所以我们说，情绪的变化可能导致一些疾病，但这些疾病不一定就是器质上的病变，它主要是我们所说的这种气的运行发生异常。

三、情绪影响精神

我们经常说，千万不要生气，生气是百病之源，实际上不仅生气可以导致疾病，受惊吓也是一样的。比如有的人小时候看到家里或邻居家着火了，特别害怕，从那以后就不敢注意性地去看这种火苗，一看火苗就会感觉到好像要着大火似的，有时候出现全身瘫软，有时候甚至就昏过去了，这实际上是情绪影响导致的结果。

我见过这样的患者，她去参加朋友父亲的葬礼。在葬礼上，看见铺的这种白布，受了刺激。结果出现一种问题，就是不能看白色的东西，一看就想到葬礼，使她非常害怕，联想不断。这实际上偏于强迫症，它就是由惊吓所引起的。我原来也讲过这样一个故事，古时候有一个贵妇人出去旅游，结果半夜遇到强盗，杀人越货，于是她从床上跌倒到床下。从此落下一个毛病，什么时候都不能听到响动，一听到响动，就惊倒不知人事。所以家里的仆人都不敢正常地走路，踮着脚尖走，就怕出一点响声。这也是由惊致恐而导致的后遗症状。

另外很多人受精神刺激以后，会出现心烦和失眠，脾气也变得暴躁，这些都是情绪对精神产生的影响。尽管可能并没有影响到形体，但是它在精神、心理上却产生了影响。所以对我们人体而言，情绪引起的疾病危害是很大的，这一点希望大家给予重视。

四、如何调节情绪

既然不良的情绪对我们健康影响这么大，那么怎么调节我们自身的情绪以保持健康呢？《黄帝内经》当中一直在强调**"志意者，所以御精神，收魂魄，适寒温，和喜怒者也"**（《灵枢·本脏》），也就是说要调节好我们喜怒的情绪。

宋代的辛弃疾有这样的词，叫"叹人间，哀乐转相寻，今犹昔。"（《满江红·江行和杨济翁韵》）。现代生活节奏快，竞争激烈，人没有压力是不可能的。如果我们感觉到生活得比较累，身心俱疲的时候，我们应当如何去处理呢？

2006 年，有一部名为《购物狂》的电影，故事是围绕一群患者来展开的。几个主角各有一种怪癖，包括购物狂、选择性的恐惧症，也包括失恋创伤后遗症等等。她们有一句这样的对白，就是"都市生活压力这么大，有点不正常才是正常的。"其实现在老百姓都比较关注自己了，现在一说讲养生，很多人都能头头是道，而且马上就能联系出来四季养生、四时养生、饮食养生、运动养生等等，但实际上对我们日常生活影响最大的就是我们的情绪，情志养生、情绪养生是很有必要的。

《内经》对于治神、调神是非常重视的，它提出来治病的五大原则："**一曰治神，二曰知养身，三曰知毒药为真，四曰制砭石小大，五曰知腑脏血气之诊。**"这五种要求中，将"治神"排在第一位，足以说明治神的重要性。这里的神就包括我们的情志、情绪和情感。因为古人一直认为，就形跟神的关系来讲是神支配着形，也就是如果我们的情感、情志产生问题了，可能会导致身体出现问题。因此，一定要注意调节我们的情志，而调节情志就应该修身养性。

在《列子》当中有这样一个故事。楚庄王问詹何应该怎么治理国家，詹何是一个道家思想家，他回答说，他只知道如何修养身心，但不知道怎么去治理国家。楚庄王又说他能够获得国家的政权，但是希望能学习如何保持住政权，或者说学习如何管理这个国家。詹何就跟他说，自己没有听说过身心修养好了，国家反而乱的事，也没有听说过身心烦乱而国家治理有度的事情。这个话对楚庄王的影响十分大。实际上，这也就体现了《礼记》中修身、齐家、治国、平天下的道理。

那么怎么来修身养性？怎么来调节我们的情志？其实我们前面已经说过很多，包括目标的选择，不要过多地去攀比，主动寻找一些生活的乐趣，适当宣泄情绪，及时倾诉等。

这里我再简单讲几点：

第一，就是要有恰当的自我评价。换句话说，要有自信心，千万不能对自己一点都不信任。实际上有时候忧郁、忧闷、忧愁产生的关键就是人不能够肯定自己，不太相信自己，但又追求完美，就造成了自卑心理，感觉处处不如别人。这个时候就应该学一点《内经》当中提到的**"美其食，任其服，乐其俗，高下不相慕，其民故曰朴"**（《**素问·上古天真论**》）。就是说，不管吃的是什么都认为是最好的，不管穿的是什么，都是最美的，不管有什么风俗都认为是最适合自己的。首先对自我要肯定，要自信。这样才能培养良好的心态，良好的性格，才不会有这么多的烦恼存在。

第二，对于结果和过程的追求，我更建议要注重过程，注重去历练自己，不要过分地看重结果。因为历练的过程其实比结果更加重要。

如果研究马云的经历，我们可以发现，在他前 37 年里，应该说人生充满了失败。37 岁以后才飞黄腾达。实际上，他成功的秘诀也就是四个字，永不抱怨。马云的成功很大一部分原因在于永不抱怨和坚持。现有一个流行词是挫商，讲的是失败后重新站起来的一种能力，我们要重视去提高这个能力。

第三个建议就是我们生活的目标，应该定位在实现价值、健康快乐上。前段时间网上有人提出一个问题，我们常说以健康为中心，可是应当怎么来衡量健康？是靠冷冰冰的仪器检测出来的数值？还是冒着辐射风险拍出的一张张图像？那么按中医来讲，健康其实是"形神相俱"，形神相互协调、身心健康才是健康，而不在于某些具体数字、某些具体的指标。健康离不开良好的情绪，因此奉劝朋友们，不要天天看着那个指标在说话，我们要认识到人与人是不同的，比如老年人和青年人是不同的，一些轻度异常的指标在老年人身上可能无关紧要，也不要以运动量来衡量健康，拿着计步器逼着每天必须走到几万步，这种方式也是存在问题的。情绪稳定，身心和谐，是健康很重要的一个指标。

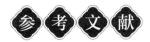

[1] 《黄帝内经素问·评热病论》[M]. 北京：人民卫生出版社，2012:134.

[2] 《黄帝内经问·阴阳应象大论》[M]. 北京：人民卫生出版社，2012:23.

[3] 《黄帝内经问·生气通天论》[M]. 北京：人民卫生出版社，2012:11.

[4] 《黄帝内经问·疏五过论》[M]. 北京：人民卫生出版社，2012:373.

[5] 《灵枢经·本脏》[M]. 北京：人民卫生出版社，2012:85.

[6] 《黄帝内经问·宝命全形论》[M]. 北京：人民卫生出版社，2012:110.

[7] 《黄帝内经问·上古天真论》[M]. 北京：人民卫生出版社，2012:3.

第三集

人逢喜事精神爽

《黄帝内经》中提到"七情"的概念，认为"七情"有喜、怒、忧、思、悲、恐、惊。在其他古代经典著作当中，也有类似的概念。如《荀子》的《正名》篇就提到："喜、怒、哀、乐、爱、恶、欲"，另外像佛教中的"喜、怒、哀、惧、爱、恶、欲"等。但无论怎样排列，"七情"的第一个情志都是喜。

❀ 一、什么是喜

我们知道，喜是指人的心情特别高兴，是人所追逐的东西。那么人为什么会追逐喜呢？首先我们需要理解一下喜是怎么产生的。

（一）喜是事随人愿

这里涉及到一个喜的概念。喜是什么？喜实际是事随心愿，或者是自觉有趣，而产生的一种欢快、愉悦的情绪。它的产生主要是因为人的欲望、愿望得到满足，心情高兴，这就是喜。它以是否满足了人的需求作为中介来判断是否为喜。所以在《黄帝内经》当中就有这样的论述："**各从其欲，皆得所愿。**"（《素问·上古天真论》），这就是喜的情绪。"各从其欲"，意思是指人的欲望都能够满足，都能够达到，愿望能够得以实现。这样喜的情志也就产生了。因此在《黄帝内经》当中也提到，人的养生目标之一就是**"以恬愉为务，以自得为功"**（**《素问·上古天真论》**），也就是说人应该是高兴的，人的愿望应该是得到满足，这样喜的情绪也就自然而然的产生了。

（二）喜是自觉有趣

喜产生的另一个原因是"自觉有趣"，也就是人感觉到这件事情有意思。我们听到一件事情，如果按照常理去想，它是一种发展情况，但有的时候，它并不是按照常理去发展的，结果往往是比较荒诞，让人意想不到，于是觉得挺好玩、挺有趣。大家都听过马三立有一个相声叫《小秘方》，说有个人号称自己有一个祖传秘方专门治疗皮肤瘙痒，在市场上兜售。据说这秘方一用，甭管多严重的瘙痒保准好。有个人素有身上痒的老毛病，就买了一包，买的时候，卖药的跟他说不到痒的万不得已的时候，千万不要打开，否则就不灵了。患者把药带回家去，有点想打开看看，想到了卖药人说的话，就仔细的把这个药收起来了。不久，这个患者身上痒的毛病犯了，皮肤又开始特别痒，突然想到了这个小秘方，赶紧找了出来。这个秘方是用纸包着的，所以他一边忍者痒，一边着急打开药方。结果打开一层又一层，包了好几层，废了半天劲，终于打开了，可这最后这祖传秘方是什么？是一小纸条，小纸条上写着两个字——"挠挠"。你想想，这个皮肤痒，说抓一抓，挠一挠，是人的本能反应。那你如果作为秘方，不可能就这么两个字，让人抓抓、挠挠的叫秘方？肯定不是，所以大家听到这里，感觉到这就是一个"包袱"，这个结果不是按照人的常理出现的，于是觉得挺好玩、有趣，哈哈一笑，心情也高兴起来。

（三）喜的本质为乐

喜可以因为人的愿望得到满足而产生，也可以因为自觉有趣而产生，因此，喜的本质是什么呢？是乐。乐表现在外表上，就是我们"笑"的表情。人情绪高兴的时候就笑了，于是这个人就显得特别精神，所以人们常说，人逢喜事精神爽。

喜这个字在许慎的《说文解字》当中被解释成"乐"，也就是快乐的意思。换句话说，快乐实际上就是喜的本质。在我们日常生活中，你感觉快乐、高兴，就是喜，能够让人拥有这种快乐、高兴感觉的事物也就是喜事。

我们日常生活当中，把永结秦晋之好、结婚，称为办喜事。如果女性怀孕、生小孩，是家里添丁，特别高兴，把怀孕也称作"有喜"了。

说到这儿，我想起了一个患者，这患者经常表演古装戏、古装京剧，他说古装京剧当中经常提到一个脉，叫做喜脉。于是他问，有这样一个喜脉，那跟喜脉相对的脉应该是什么脉呢？这个喜脉在中医当中指的是怀孕的脉象，而且中医的脉象很多都是相对的，比如滑脉和涩脉是相对的，迟脉和数脉是相对的，浮脉和沉脉是相对的。如果人怀孕了，气血量也会增加，脉象表现得比较滑利，像滚珠一样，滚来滚去，这就是有喜了，就是喜脉，但是不存在跟喜脉相对应的脉。

实际上"喜"这个字跟很多事物相结合起来可以构成一个合成词。比如在烟、酒、糖之前加个喜字，就成了喜烟、喜酒、喜糖，是人结婚的时候招待客人用的。那么人结婚的时候吃顿饭，这顿饭又称作喜宴。

有比较好的事情称为喜报、喜讯。比如某一家儿子考上大学，说"报喜"来了。儿子上大学是好事，所以称作喜讯，或者是喜报。当然，这里也含有祝人吉祥如意的意思。

另外，我们经常看结婚用"囍"，这个囍是两个喜叠加在一起的，这是结婚专用的，大家都知道，一见这个"囍"字这家可能要结婚，有喜事。关于这个字的来历，有一个版本说，宋人王安石进京赶考，路过一处，正好碰见马员外一家，正在"对联"择婿，马员外家小姐貌美冰清，才情出众，马小姐亲自出了一个上联，马家许诺，若谁能工整地对上这个上联，谁就能成为他们家的乘龙快婿。许多人一看这个对联，都答不上来。王安石也凑过去一看，这上联写的是"走马灯，灯走马，灯熄马停步。"王安石略微思索，就出了一个对联，叫做"飞虎旗，旗飞虎，旗卷虎藏身。"马员外一听，这个对联对得很工整，真是不错，非常高兴，于是按照许诺，就把马小姐许配给了王安石，并定了婚事。定了婚事后，王安石接着进京赶考，结果在考试当中考官出了一个上联，他一指外头那个飞虎旗，他说"飞虎旗，旗飞虎，旗卷虎藏身。"让考生们对出下联。王安石一听，直接就对出了下联，"走马灯，灯走马，灯熄马停步"主考官一听，特别高兴，这么工整，还贴近生活，认为他是不可多得的人才。考试结束，王安石就按照约定回去跟马小姐完婚。在完婚这一天突然又听到了好消息，说王安石中了状元，王安石特别高兴。在家里这个喜字的旁边又写了一个喜，做喜事连绵，双喜临门之意。当然这只是一个传说，人们茶余饭后听听也就行了。

有人进行研究，在瓷器文化中，两个喜最早在一起应该是明代，而且两个喜是摞着写的，也就是一个在上边一个在下边。那么真正的"囍"，在什么时候出现在瓷器玉器上呢？应该是在清乾隆年间，但它也不是专门代表结婚之喜的。

据说在清光绪大婚的时候，景德镇特制了一批婚瓷，这批婚瓷上两个喜是并列的，是放在一起。从那以后，民间办喜事必定要用两个喜是放在一起的，表示双喜临门，实际上也是表达吉祥如意，好事成双的期许。

喜也等同于乐，在文字当中，欢、愉、悦，实际上都是表达这个意思。刚才提到，人有喜事以后，面部表情是笑，也就是说喜跟笑是连在一起的。《黄帝内经》有这样的说法，心是在声为笑，在志为喜。也就是，喜与笑是分不开的。正是这个原因，我们现在也有这样的成语，喜笑颜开，把喜跟笑联系在一起。

二、喜的益处

那么喜对人来讲到底有什么益处呢？我们为何要追逐它？首先，喜能够受人欢迎，是因为喜能够使人的情绪舒畅、豁达。

（一）调畅情绪

有这样一个记载，一位监察御史（俗称八府巡按）患有一种病，就是抑郁，到哪儿都特别严肃，也不笑。有一次他到一个地方去巡查，当地的官员觉得他特别严肃，郁郁寡欢，就怕他发怒，会找许多麻烦，深感焦虑。后来经过打听，这位八府巡按实际上是患了一种病，就是抑郁症。当地官员就想，既然他有抑郁症，那应该找大夫诊治。于是找了当地一位非常有名的老大夫。这个老大夫给他看病，是很认真的，非常仔细地问了病情，摸了脉，告诉这位巡按大人，说他得这个病是"月经不调"。然后还一笔一划地写了药方，并千叮咛万嘱咐，告诉他好好吃这个方子，这个巡按大人就大笑起来了，本来自己是男性，怎么得了一个"月经不调"的病？认为这位老大夫长着白花胡子，有点徒有虚名，是不是老糊涂了？哈哈大笑。巡按大人在回去的路上想起这件事就笑。结果他这种抑郁的情绪却缓解了。回到家里，他又跟夫人讲，两人一起哈哈大笑。结果笑来笑去，这位巡按大人的抑郁症状就好了。

《黄帝内经》中讲，笑属于心，心主导情志。心主神明，所以心高兴了，心功能正常了以后，其他情志就正常，抑郁、恼怒的情绪就可以释放。

人们在笑的时候注意力会转移，就把恼怒、焦虑、紧张的事情放在一边，所以笑对情绪缓解是特别有利的。因此我们讲，笑可以缓解人抑郁的情绪。

笑的时候，下颌会下移。我们判断人是否放松，下颌下移是非常关键的，下颌下移是人最放松的一种状态。哪怕是简单的微笑，面部的十二块肌肉会跟着活动。如果哈哈大笑，那人的胸部的、腹部的肌肉也会运动起来，所以有人会经常说到，笑得肚子都疼。

另外，肌肉在剧烈活动以后进入放松状态，就使得原来焦虑、恼怒等情绪放松下来，人的注意力都转移到有趣的事物和高兴的情绪上，人的心里也会安静、放松。

《黄帝内经》提到"心安而不惧"（《素问·上古天真论》），人心安静了，放松了，可能就不太会惧怕外界的事情了，也不太会被外界的那些不良的事情干扰了，所以笑有利于人情绪的放松。实际上，现代社会压力比较大，节奏也比较快，不免有些人会产生一些抑郁的情绪。

有人认为抑郁是远在天边的，但实际上有的时候抑郁就在我们身边。有的人心情不好，感觉到身体也不舒服。到医院检查也没有出现异常，可是心情就特别抑郁、特别焦虑。

我也有这样一位患者，她是下腹疼痛，月经不调。经检查确诊为子宫肌瘤，于是医生为她做手术，把子宫肌瘤切除了。没想到，做完手术后疼痛非但没减轻，反而更加剧烈。经过细致的问诊和检查，我发现这个患者有焦虑、抑郁，后来经过抗焦虑、抗抑郁治疗后，情绪有所缓解，不再抑郁，肚子也不疼了。从反面的例子来看，喜的情绪确实可以帮助我们对抗抑郁或焦虑的情绪，对于我们日常生活是很有帮助的。

俗话说笑一笑十年少。相声大师侯宝林，有一个著名的相声段子《妙手成患》。他就提到能不能在医院里建一相声科，或者让大夫学点相声，或者让相声演员学些医术，让患者高兴起来，这样对患者的健康也十分有利了。

其实这种说法并不是毫无科学根据的。因为在《黄帝内经》当中讲，喜可以使我们**"气和志达，荣卫通利"**（《素问·举痛论》），"荣卫"指的是我们的气血。也就是说，喜悦的情绪可以有利于气血的调达、舒畅，心主血脉，喜属于心。也就是"七情"中心主喜，所以喜悦的情绪可以使我们心功能正常。心功能正常，可以使我们气血通利，大家都知道，气血是我们人体各个脏腑活动的物质基础，气血充盈、脏腑功能才能充足旺盛。肺是主呼吸的脏腑，肺的气血旺盛，呼吸才能够正常。肾主生殖，肾的气血旺盛，生殖功能才能正常。气血不足，可能造成不孕不育、性功能障碍等疾病。从生理上讲，气血可以到达我们的皮肤，甚至指甲。在临床上也经常会看患者的指甲是否红晕，是不是正常的，从而协助诊断。

反观一些抑郁的患者，面色都是比较晦暗，有的是比较显老的。刚刚四五十岁，但是看他已经五六十岁、七八十岁的样子。皮肤不滑润，皱褶相对比较多、粗糙。原因是气血不能够很好地滋养我们的脏腑、组织造成的。

（二）心是五脏六腑的君主

心除了主神明、情志外，还主宰着我们的各个脏腑。《黄帝内经》当中一再强调心是五脏六腑之主，它说**"主明则下安"**（《素问·灵兰秘典论》），心如果正常，十二脏腑的功能就会正常。**"主不明则十二官危"**（《素问·灵兰秘典论》），如果心异常了，十二脏腑之间的关系可能也会被打破，脏腑功能就会不正常，会出现一定的危险。

所以我们讲，心有调节十二脏腑的作用。靠什么来调节呢？靠气机。气机实际上指我们脏腑的功能活动。比如说心肺在人体之中位置相对靠上，古人认为，心肺的气机有往下走的运动趋势。肝肾相对在人体的下边，气机运动往上升，如此才能上下交通。脾胃在人体中央，它有上升的作用，脾主升，气机就往上走，还有下降的作用，胃主降，气机就往下走。所以古人把它称为"枢纽"，是指脏腑气机的枢纽。气机向下才能够引导心肺之气向下，气机向上才能使肝肾之气往上，这样才能形成人体脏腑有上有下，相互交通的状态，才有生命活动的现象，才是一个正常的人。

而这一系列活动由心来主导。所以《黄帝内经》一再强调，喜则气缓，喜使我们的脏腑气机运行变得缓和，它可以使脏腑气机运行不疾不迟，不快不慢，既不猛烈又不迟滞，这样脏腑的功能才能很好地配合，人才能够健康。

实际上，脏腑气机活动正常的前提是气缓。气缓和，与喜有密切关系。讲到这里可能大家就明白喜对人体有很多的益处，喜不仅可以调节抑郁、焦虑的情绪，还可以使气血布散到全身，使各个脏腑的气机和缓正常。所以让患者多听相声，多乐一乐，有助于健康，是有一定道理的。

我想起这样一件事，中日友好医院的肿瘤科有一个小组织叫做癌症爱心互助团，是把这些年来的患者集中在一起，一年有两次活动，我曾经被邀请过去讲《黄帝内经》。在这样的团体中，大家在一起交流、探讨一些抗癌的经验心得，进行医患互动，病友之间、患者与家属之间相互交流，携手并进，共同抗击癌症，把恐惧的心情抛到九霄云外，保持一种乐观向上的态度，就会有益于疾病的治疗。

以北京城为例，每到入夜以后，公园里就响起动感十足的音乐，广场上原本是大妈、大爷，现在甚至四五十岁的中年人也加入了队伍。大家随着音乐响起，翩翩起舞。这种状态下人们都非常年轻、乐观、向上。原来有腰疼、腿疼、高血压、冠心病的患者，通过锻炼，身体逐渐恢复健康。因为喜悦的心情和乐观向上的态度，对情绪、对人气血输布、对人体气机的运动都有好处，所以有利于人的养生和健康。

我们学校的一个舞蹈团，这两年排出一个原创舞蹈史诗《歧黄志》。它从杏林学子的视角出发，以一部经典著作作为开头，以毕业生的最后一堂课作为结尾，四季变换，寒暑沧桑，贯穿古今，唯一不变的是这些医学学子们的励志精神及意志。使我感动的是这些舞蹈演员并不是专业人员，全部是我们学校的学生，而且排练条件也不太好。因为我们学校有几个校区，要从不同的校区聚到一个地方来，需要花费很多精力与时间，但这些小演员们的学习成绩都还不错，没有因为投入这么大精力，学习成绩就下降了。他们的腿上伤痕累累，尤其是膝盖，这个痂还没好，不小心一摔又流血了，但是大家都尽心尽力。这是因为大家都热爱这个剧，了解这个剧的意义，所以在这里有欢乐的情绪。演好这个剧是大家的愿望，实现了这个愿望，就是所有演员们的乐趣，有了这个乐趣，再大的病痛也不觉得艰苦，再紧张的时间也不觉得劳累。这也就是《黄帝内经》当中提到的，**"形劳而不倦"**（**《素问·上古天真论》**），也就是说形体虽然很劳累却感受不到疲倦与痛苦。功夫不负有心人，这些小演员们在 2017 年夏天到联合国教科文总部去访问，在法国的会议厅、枫丹白露剧场等地做了公演，受到法国人民的热烈欢迎。

以上所述，主要是论述喜对人的益处很大。当然，喜代表着乐观，对情绪是有帮助的，对脏腑功能是有帮助的。同时，人保持着乐观、向上的一种观念，实际上也反映了我们本身的脏腑功能是正常的。换句话说，人有这种喜乐的情绪，也是脏腑功能正常的标志。

三、"百合病"

有一个小的药食两用百合的故事。清代有一位名医叫张石顽，他曾经医治过这样一个人。有一位母亲长时间见不到自己的儿子，后来听说儿子得了病，于是自己也得病了，虚火上升，自汗不止，心神恍惚，什么事情都做不下去，欲食不能食，欲卧不能卧，而且还口苦，小便不利。请了很多大夫来治都治不好，而且服用了一些药以后，马上又增加一个新的症状。比如服用了白术以后，胸口满闷，就会出现腹胀的症状；服用了木香以后，就会出现腹热咽干的症状；吃了橘皮以后，人就变得爱喘息，出现心慌气短的症状。每增加一个药，症状就多出来一些，所以这位患者就不敢吃药。因为患者比较虚弱，所以只能偶尔用一点人参熬汤，维持生命。春天到了，春主升，所以虚火进一步上升，自汗不止，大汗淋漓，大汗以后又导致身体极度虚弱。一直到了仲春，患者请张石顽去诊治。张石顽认为这就是中医经典《金匮要略》当中所讲的百合病。百合病主要是神志方面的病。身体器质上可能并没有什么病变。按原文来讲，叫做"身形如和"，身形没有什么问题，器质上检查不出来什么，但是患者自己的感觉很差，所以会出现这些症状。

那怎么治呢？为什么叫"百合"病呢？它主要的原理是心肺阴虚有火。中医理论讲心主血脉，把血输送到百脉里面。而肺朝百脉，它也鼓动我们的气血。所以心肺有病，导致百脉失荣，得不到营养，称作百合病。当然也有一种说法，认为这种病可用百合来治，所以称作"百合病"。所以《金匮要略》就给出一张方子，叫百合地黄汤。里边主要就两个药，百合、地黄，用来安心神，降心火，滋肺阴。

张石顽也考虑到这个人病的时间很长了，中气已亏，这样合用了生脉散，就是人参、麦冬、五味子，再加上重用百合，又用茯神、龙齿来安神。然后用鲜百合熬粥，治了一段，这个患者也就痊愈了。

《神农本草经》中讲，百合味甘平，可以安心神，祛心火，又可以滋养肺，有润燥的作用，所以心肺同治。因此，如果有心烦、郁闷的症状，可以用百合加点冰糖熬水服用，或者用个南瓜，把瓤去掉，里边装点百合、冰糖蒸一下，将南瓜与百合一同服下，对于缓解心情也是有帮助的。

不过也提醒大家，如果出现严重抑郁、躁郁的症状，还应该到医院看精神科的大夫，不能只靠百合这种食物进行治疗。

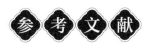

参 考 文 献

[1] 《黄帝内经素问·上古天真论》[M]. 北京：人民卫生出版社，2012:3-7.

[2] 《黄帝内经素问·举痛论》[M]. 北京：人民卫生出版社，2012:151.

[3] 《黄帝内经素问·灵兰秘典论》[M]. 北京：人民卫生出版社，2012:40-41.

第四集
一场欢喜忽悲辛

喜对人体有很多的好处，所以提倡大家保持乐观、向上、喜悦的心情，但过度的喜也存在风险。《黄帝内经》云：**"生病起于过用"**（《**素问·经脉别论**》），"过"是指超过、异常的意思；"用"应理解为事物运动、发展、变化的一般规律。也就是说，凡事应适度，不能太过，否则事情就会向相反的方向发展，好事可能就变成坏事。我们都知道"物极必反"的道理，很多事情都是如此，比如日常生活当中的寒暑往来，日夜晨昏，实则都是"物极必反"道理的体现。那么在我们的情绪上，是否也存在着这样的规律呢？

一、乐极生悲

四大名著之一《红楼梦》中有一句词，叫"一场欢喜忽悲辛"，描述的就是大喜过后，可能会出现一种凄凉、悲惨的场景，这也是指的"物极必反"。所以，有一句成语叫做"乐极生悲"。"乐极生悲"这个成语出自《史记·滑稽列传》，讲述了战国时期的一个故事，齐威王很小就继承了王位，但他一味贪图玩乐，在都城临淄建造了一个稷下宫，召集一些文人墨客，陪他一块儿谈天说地，沉溺于饮酒作乐。忽然有一天，楚国要计划侵略齐国，于是齐威王找来一个最值得他信任的大臣淳于髡，"听说你能言善辩，口才也很好，能不能到赵国搬点救兵过来？"淳于髡就领旨到了赵国，凭他的口才，从赵国搬来十万大军，大军一到，就把楚军就给吓回去了。齐威王非常高兴，说："先生立了大功，今晚咱们彻夜饮酒、一醉方休吧。"继续问道："你能喝多少酒才会醉？"淳于髡说："我喝一斗酒也醉，喝一石酒也醉。"齐威王有点不太理解，淳于髡解释说："喝酒醉不醉，要看在什么场合，在什么情况下，这个量不太一样，而我得出一个结论，当喝酒到了极点，人就会醉酒，醉酒就会乱了礼节。人如果快乐到了极点，可能就会有悲哀的事情要发生，所以，做任何事情都是一样，如果超越了一定的限度，事情可能就会朝向相反的方向。"齐威王听得心服口服，于是当时就痛快地表示，接受淳于髡的劝告，不再彻夜饮酒，不再去追求这种欢乐到极致的事情，摒除恶习。于是，"乐极生悲"这个成语就由此产生了。

❀ 二、情志过喜的危害

过喜是否会产生一些不太好的事情呢？有这么一个大家耳熟能详的故事，是《儒林外史》中的《范进中举》。范进参加科举考试，考了很多次，但总是不能中举人，因此很多人都瞧不起他，包括他老丈人。突然有一日，范进听闻到自己中举的消息，他一时受不了这个刺激，因为情绪太过于高兴，于是就疯了。走路也走不稳，又摔跟头，弄得全身都是泥，脸上还傻笑着，一直拍着手说"我中了，我中了"。对于范进的情况，大家不知道怎么办，这时有人告诉胡屠户，说"你得打他"。因为范进平时最怕胡屠户，最怕他这个老丈人，结果一巴掌打下去，把范进给打清醒了。

这个例子实际上是说，过喜可以导致人的精神失常，精神错乱。在《黄帝内经》中讲**"喜乐者，神惮散而不藏"**（《灵枢·本神》），当人过喜以后，神不能藏，神气外散，神不受约束，于是人出现精神失常，神志散乱的情况。也就是说，人就不能够正常地去思考问题。

（一）过喜伤"心神"

神归心所主，所以把心称为**"君主之官也，神明出焉"**（《素问·灵兰秘典论》），也就是说人的神志活动由心来主宰，"七情"中的每个情志跟脏腑有着分别的配属。其中喜配属于心，都属于火。如果过喜以后，首先伤心，我们称心为"君主"，是因为它不仅主管着我们其他的脏腑，而且主管着人的各种神志活动。《黄帝内经》当中把人的神志活动称作"五神""七情"，"五神"即指神、魂、魄、意、志。"七情"就是喜、怒、忧、思、悲、恐、惊。这些情志活动密切配合，形成了人的正常情志活动，我们才能够正常思维。这些神志活动指挥着我们的四肢，指挥我们的行为动作。

心神异常以后，心主神志功能失常，导致情志功能失常，进而产生一些神志失常的表现。所以在《黄帝内经》当中有**"主不明则十二官危"**，而且接着论述到**"使道闭塞而不通"**（《素问·灵兰秘典论》）。"使道"的含义是什么呢？唐代王冰解释为"使道"是神气相使之道，也就是心主宰神，指挥各个神的道路。所以如果心出现问题，指挥各个神的通路就闭塞不通，导致神不受指挥，也就各自活动，不受统一调配。所以过喜以后可以导致我们的神志失常。

（二）过喜伤"肺魄"

《黄帝内经》有一句话叫做**"肺喜乐无极则伤魄，魄伤则狂，狂者**

意不存人"（《灵枢·本神》）。这句话的意思是人体五神中的魄由肺所管，魄实际上代表着人本能的感觉、知觉、运动觉。这些人体本能的东西，是不用通过训练，人生下来就存在着的。比如小孩一生下来，就会笑，会哭，胳膊和腿就可以动，他是有感觉的，这些都是属于人体本能的，也就是魄的范畴。人在成长的过程当中，会跟社会和人相互沟通、相互联系，有些行为慢慢也会成为人体本能的范畴。这些本能是由肺所管，如果肺发生异常，魄产生紊乱，那么这些本能的感知觉、运动觉可能也会产生紊乱。也就是说肺发生异常，正常思维和感知觉可能也不存在了，所以叫做"魄伤则狂"，如果人狂妄了，就会"狂者意不存人"，好像周围没有其他人，唯有自己一个人存在一样。

《黄帝内经》中提到喜伤心会影响魄，《内经》告诉我们心属火，肺属金。按五行关系来讲，火克金。所以火异常以后，可以克伐金，金是肺，肺又藏魄，所以过喜可以伤魄，从而导致人精神异常。一旦人的精神不能和谐统一，不管是感知觉还是运动觉都可能产生异常，人可能会出现旁若无人、哭笑无常、语无伦次、思维异常的一些表现，从而导致精神紊乱。所以过喜可以直接导致人的精神异常。

另外，过喜还可以导致其他疾病的发作。有这样一个故事大家可能都听过，1982年，在智利举办了世界杯足球赛，有一位叫做路易斯的人，他看到本国球队踢进一球，异常高兴，结果发生了猝死。2000年，有一对老夫妻在看某电视台一个综艺节目的回放，看得非常高兴，结果一个诱发了脑出血，一个发生了心梗，一个经抢救活过来了，另一个抢救无效去世了。由此，过喜也会导致其他疾病的发作。

三、过喜导致疾病发生的机制

突然过度的喜悦怎么会导致身体疾病的产生呢？实际上，人的"七情"的产生跟我们五脏六腑是有关系的，所以《黄帝内经》一再强调，**"人有五脏，化五气，以生喜怒悲忧恐"**（《素问·阴阳应象大论》）。也就是说五脏产生我们的情志，如果情志异常的话，可以反作用于五脏，导致五脏气血产生异常。

（一）喜则气缓

《黄帝内经》中也一再强调"喜可以伤心"。"七情"中喜与心相对应，喜可以伤心，而心主血脉，它主管着我们人体的气血运行，所以《黄帝内经》当中提到喜可以造成气缓，也就是**"喜则气缓"**（《素问·举痛论》）。喜则气缓的"缓"很多注家都会注释成"缓和"的意思，但也有其他注解，例如张琦在《素问释义》中提出，"缓当是涣散不收之意"，意思是说，过喜会使我们太放松，导致气血不能收敛，气血涣散不收，会导致气的运行发生迟缓，从而导致气滞血瘀，容易诱发心脑血管疾病。

曾经有报道，说一位患心血管疾病的老者在打麻将时，因为胡牌，情绪激动，引起心梗突发，发生猝死。还有一位80岁的老太太，因为在过生日的前一天，为第二天的生日做准备，所以情绪比较兴奋，结果第二天早上起来，由于兴奋过度突然去世了，导致喜宴变成了丧宴。实际上过喜与气血运行失常是有密切关系的。

（二）暴喜伤阳

暴喜还会影响阴阳的平衡，导致气机运行的紊乱。《黄帝内经》当中提到："暴喜伤阳"（《素问·阴阳应象大论》）。实际上属阳的情志就偏于和喜有关，因为喜为外向，向上发散，且喜入心，心为阳脏，所以暴喜可以伤阳，导致阳气进一步的发散，而且《黄帝内经》还强调"**喜怒不节则阴气上逆，上逆则下虚，下虚则阳气走之**"（《**素问·调经论**》）。意思是说，喜怒不节会导致阳气在上，也就是阳气散越，这是一种升发状态，所以下边的阴气可能就会向上运行，下边的阴气不足就会被阳气侵袭。这表明喜怒不节会导致气机暴乱，可能会导致气逆、气闭、气脱、气眩等多种气机失常的表现。所以过喜可以影响我们生活中的方方面面。

人体脏腑的气机是有规律的，位于上部的脏腑，气机会下行，位于下部的脏腑气机要上行，这样二者才能交合。只有交合正常而不乱，人才能正常。心火应该下达，下部是肾，肾主水，肾水就应该往上走。心火下达、肾水上济，才能达到心肾相交，水火既济的状态。这样人的思维、情绪和睡眠才能正常。

如果由于过喜导致心火不能下达，心火向上发散、发越的话，心肾也就不能相交，脏腑的气机也会发生紊乱。因此，暴喜可以导致阴阳或偏盛或偏衰，阴阳如果不平衡，人体的气机也就不正常了。换句话说，人体的阴阳气血、气机都会产生紊乱。这也是刚才提到的，"**主不明则十二官危**"，各个脏腑的气机都不正常，他们之间的功能也就不能有序地配合，所以出现了"十二官危"，人体的功能就会出现失常的情况。

此外，人体的气血、津液都是在气的指挥下运行，气机乱了，气血、津液，包括一些病理产物，不能及时地排出体外，不能正常地按照规律运送到各个脏腑组织，从而会产生其他的病变导致虚实夹杂的后果，因此暴喜的危害是很大的。

在这里，我想到一个历史名人，那就是程咬金。提到程咬金，大家可能都知道程咬金是笑死的，实际上关于程咬金笑死的说法也有不同版本。

一个版本是程咬金善于使用双斧，一次他在跟敌方的主将挑战的时候，敌方主将落败，骑着马就跑，程咬金就把斧子掷出去了，没曾想这个斧子打了敌将以后又飞回来了，就像飞镖一样又回来，被他接住了，程咬金非常高兴，说"我到现在才知道，这斧子是宝斧啊！"哈哈一笑，结果这一大笑，情绪太过于激动，程咬金坠于马下，人就没了。

另外一个是《隋唐演义》的版本，流传得相对广泛一点，讲的是薛刚反唐。薛刚因为反唐，家里被抄了，还建立了铁丘坟。后来薛刚胜了，为薛家平反了，当李显带着众人要打开铁丘坟的时候，突然发出三声炮响，张、武两党之人的人头落地，这个时候，有一个人在铁丘坟前头哈哈大笑。大家一看是程咬金，他特别高兴，结果这一大笑，人就没了。实际上都是由于一口气没过来，导致人体的气机逆乱和脏腑气血紊乱。这虽然是虚构的故事，但所描述的暴喜对人的伤害是真实存在的。

当然，我们应该追求喜，追求高兴的事，但是，刺激又不能太大。如果太过，可能会招致危害，这也就是乐极生悲，导致疾病的发生，同样也是《黄帝内经》提到的"生病起于过用。"

前面也提到，正常的喜是脏腑健康的标志。我们有正常的喜，说明脏腑之间协调特别正常，所以才有喜悦的心情。过喜一方面可以导致我们人体的脏腑功能失常，产生疾病；另一方面，过喜本身也是人体脏腑功能失常的一种表现。换句话说，过喜可以伤人，过喜本身也是一个病态。

（三）"笑不休"是一种病态

前面提到过，喜跟我们表情最密切相关的就是笑，它属于我们的心脏。《黄帝内经》当中强调：心**"在声为笑……在志为喜"**（《素问·阴阳应象大论》），把笑跟喜密切结合起来。因此，如果看到一个人总是"笑不休"、有点疯疯癫癫的的话，这样就说明是病态了。《黄帝内经》有这样一句原文，叫做**"神有余则笑不休"**（《素问·调经论》）。"神"是指的我们心神，"余"就是有邪气，这里的邪气主要是指火和痰，痰火、痰热扰心，导致"笑不休"。这里的"笑不休"，一方面可以理解为哈哈大笑，狂笑不止；另一方面，也可以理解为过分愉悦的心情。心有余，也就是**"神有余则笑不休"**，是心里的痰火导致了这种行为的异常，这是一种发散，发狂的表现。

实际上，"笑不休"还有另外一种表现，是联想丰富，夸大妄想，特别兴奋的状态。我曾经见到过这样一位患者，在高考之前，一直处于一种兴奋的状态。他比较聪明，各种活动都愿意参加，在剧社里参加表演，也踢足球、作诗歌，人也善于联想。高考的时候考到了北大，结果进入北大后不久，开始出现抑郁症状，什么活都不想干，什么书都不想看，记忆力严重衰退，对任何事情都没有兴趣，考试考一门挂一门，差点被劝退学。他只好办理休学，在家进行治疗。这实际上就是一种"痰火扰心"的表现。

我们也经常能够看到这样的患者，来到诊室以后夸夸其谈，一脸兴奋，特别高兴，而且还认为自己没有病，联想非常丰富。这种表现实际上就相当于《黄帝内经》当中所说的"笑不休"，所以这里的"笑"不可以理解为就是一种狂笑，有的不是狂笑，就是这种兴奋、愉悦的表现，尤其是一些双向情感障碍的患者，一到这种兴奋期，也会感觉到，自己的思维变活跃了，人也高兴，但不久可能就会转入抑郁期。

所以中医讲这是"神有余",实际上就是在说痰火可以扰动心神。火苗是向上的,所以外表的情志也是发散的,我们的思维也是发散的,这就偏于阳症,在治疗的时候,应该考虑祛除痰火。这种人在转入抑郁期后就不说话了,对什么事都没兴趣。抑郁也是有痰热,但是这种痰热不会向上发出来,我们经常称这种情况叫痰闭清窍。这个时候也应该用祛除痰热之药物,有时可以适当用一点发散的药物,把心窍发散开。

怎么祛除痰热呢?金代名医张从正治过这样一位患者,这个患者是一位妇女,半年前不知道什么原因,得了一种怪病,整个人疯疯癫癫,见人就嬉笑不止,家里人跟她说话,她也似懂非懂。家里人怕她出去惹事,就把她关起来。结果她常常打开窗户跳到外头,各处游荡。发病的半年多里,她的丈夫把附近有名气的人都给请过来给她看病也治不好,于是他就把张从正请过来了。

张从正一看这个病,认为不太难治。他就说,《黄帝内经》当中讲到了"神有余则笑不休",那么这里所说的"神"就是指的心。神有余,那就是指的心中有火,火经风煽之后,形成了这种火风,所以这个人就狂躁了。而且这个人又有痰,所以是痰火扰心,治疗时应该祛除痰火。他采用了一种"吐法",即让人弄了二两块盐,把盐烧红了又冷却,用一大碗河水把这个盐煮了,煮完让患者分三次服用,服用完以后,用筷子、叉子来探她嗓子眼,结果患者就吐了,吐出热痰五升,他又用大剂量的黄连解毒汤,来祛除这个热。经过张从正治疗以后,这个患者痊愈了,而张从正用的是祛除心中之痰火的方法。

当然,对心中之痰火,古人有不同的理解。清代陈士铎的《石室秘录》中提到心君不能够轻易地受邪或者受药,他认为邪气和药物都没真正的作用在心君,而是作用在心的外围,也就是心的宫城。这个

"宫城"就是我们十二脏腑中的心包络。他认为心中如果有痰、有火，用药根本就达不到心里，唯有调脾胃才能够祛除心中之痰和火。

前面也提到了，脏腑的气机跟胃、脾有关。因为胃主气机下降，胃的气机下降，心火才能够下达。所以陈士铎认为，要通过调理脾胃来祛除心中的痰火。所以现在临床上大多是采取这种治疗原则。有时大夫说，用药祛心中之痰，祛心中之火，实际上那些药大部分是作用在脾胃，通过调脾胃祛除心中之痰火。当然对于这些患者，尤其是"笑不休"的患者，发狂、夸大妄想、联想丰富的患者，也建议去精神科诊治。

综上所述，喜对我们人体的影响有两个方面。一方面因为喜对人身有好处，我们应该在日常生活当中多一些快乐，多一些喜悦；另一方面，过喜对人体又有危害，所以我们在生活当中又要注意不能过喜。如果有过喜的情况发生，我们要给予一定的干预和治疗。

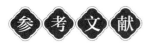

[1] 《黄帝内经素问·经脉别论》[M]. 北京：人民卫生出版社，2012.95.

[2] 《灵枢经·本神》[M]. 北京：人民卫生出版社，2012.23.

[3] 《黄帝内经素问·灵兰秘典论》[M]. 北京：人民卫生出版社，2012.40,41.

[4] 《黄帝内经素问·阴阳应象大论》[M]. 北京：人民卫生出版社，2012.23,26.

[5] 《黄帝内经素问·举痛论》[M]. 北京：人民卫生出版社，2012.151.

[6] 《黄帝内经素问·调经论》[M]. 北京：人民卫生出版社，2012.231,228.

第五集
"欣"病还需心药医

"七情"当中,喜是唯一一个积极的、肯定的情志。喜对于我们人体有很多益处,所以我们也愿意通过各种各样的方法达到喜的状态。但如果过喜,就有可能给人体带来很多的危害,甚至导致很多疾病的产生。所以本次我们的话题主要是两个:第一,如何保持我们心里喜的状态,怎么来获得喜悦的情绪;第二,当过喜时,对人体有危害的情况下,我们应该怎么去应对。

一、如何获得喜的情绪

(一)满足愿望

大家都知道,逢年过节,祝福里肯定都有这样的字眼:祝你开心、快乐。但是怎么才能获得喜悦这种情绪呢?我们说过,喜是事遂心愿。也就是满足了愿望,你就开心、快乐了。这是大家都追求的一个理想状态。所以,《黄帝内经》当中就很明确地提到,养生的目标是**"以恬愉为务,以自得为功"**(《素问·上古天真论》)。这样,才能够满足你的愿望,才能够达到高兴。

那么如何才能够满足自己的愿望呢?《黄帝内经》当中又提到:**"志闲而少欲,心安而不惧,形劳而不倦,气从以顺,各从其欲,皆得**

所愿"（《素问·上古天真论》）。也就是说，有喜的情绪，你的心境就安定，不惧怕外来的干扰，就不感到劳累了。因此你的气血就是顺从的，也就能够正常运行了。这些都是什么原因导致的呢？这都是由于人们满足了自己的心愿，自己的欲望得到了实现，所以叫做"各从其欲，皆得所愿"。实际上我说了这么多，无外乎是要说明一个问题：你要想获得喜悦的情绪，需要通过实现自己的愿望才能达到，也就是满足自己的欲望。古人认为，满足自己的欲望是养生的一个标准，也是喜的标准。那如何才能满足自己的欲望呢？《黄帝内经》认为古人都能够得到满足的感觉，为什么他们能满足而我们现在不容易感到满足呢？现在很多人都是欲壑难平、欲望过重，过多的欲望想要满足是很不容易的。而古人能够满足自我愿望的主要原因是古人或养生之人以少欲为要求，他的欲望没有那么多，愿望没有那么大，所以他就容易得到满足。怎么才能达到这种少欲的状态，满足自己愿望呢？我在这里提出以下三点观点：

第一，把大的目标分解成小的目标。我们说少欲，不是说没有欲望。如果人没有欲望的话，也就无悲无喜，生活就没有什么烟火气了，我们也会感到特别冷寂。但实际上，日常生活是丰富多彩的，人有高兴，也有悲伤。那么，我们如何能做到少欲？人都有一个大的目标，或者称为远期目标，把这个大的目标分解，适当地变成近期目标，变成一个个小的目标。所以古人讲，跬步千里、积沙成塔，就是这个道理。

比如说，我校是中医药院校，很多学生，包括家长，刚一入校就都盼望着学生一两年以后能够成为非常好的大夫，再过两年，就成为名医了。然而，学医的路途是漫长的，所以不要一学医以后，就马上想成为大医、名医，那是要经过慢慢磨炼的。每个阶段应该做相应阶段的事，有本阶段的目标。大一时，在把课程完成的情况下，成绩相对优异；大二时，也将所学努力掌握……。这样几年大学念完，中医知识、中医思维、临床技能也就相对合格了，这些都为将来成为大医、名医夯实了基础。但是你千万不能指望五年或者八年的学业完成，毕业出来就成为名医，那是不可能的。因为名医是在临床实践当中锻炼出来的。所以我也提醒大家，有些非中医圈的外界人士就容易误解，认为学生进入到中医药大学，是不是应该学几年就成为治病的好手了？如果不是的话，就说这个学校教学的方法不对。然而我认为，问题不应该这么看，我们应该明白，近期目标和远期目标是有区别的。我们要做到一步一个脚印，每当达到一个小的目标，都算作满足了自己的一个愿望，就应该为此感到喜悦，应该受到鼓舞。所以我说，把大的目标分解成小的目标，一个个去攻破，一个个去实现，这是保有喜悦心情的一个方法。

第二，与其羡慕他人不如去发现自己的长处。《黄帝内经素问·上古天真论》有一段话：**"高下不相慕，其民故曰朴。"** 意思是说，不管地位高低，不管能干与否，都不要特别地倾慕他人，不去攀比，这样的人才是懂得养生的人。

给大家讲一个寓言故事。从前有一只小老鼠，非常羡慕无边无际、浩瀚的天空。然而天空说："我也有所畏惧啊。我怕乌云。乌云来了会遮天蔽日。"于是这小老鼠就开始羡慕乌云。结果乌云说："我也有害怕的，我害怕大风。大风一来就把乌云给刮跑了。"于是小老鼠又羡慕这个大风。结果大风告诉这小老鼠说："你知道我怕什么？我怕那高墙。那高墙太高了，把这个风道就堵住了，所以要是建很多高墙的话，我就受不了了。"于是小老鼠又羡慕这个高墙。最后高墙告诉小老鼠说："我最怕老鼠。因为老鼠可以在高墙根底下穿墙打洞，迟早会把我这高墙给弄塌的，所以我特别害怕老鼠。"讲这个故事主要说明一个什么问题呢？人都有自己的长处，每个人要充分认识自己的长处，相信自己，不要过多去跟别人做比较，因为人人都有自己的长处。

第三，想办法去寻找适合自己的乐趣。其实，要想让自己高兴，还是需要自己去寻找乐趣的。有人喜欢书法、绘画等，但是书法也好、绘画也好，包括音乐也好、弹琴也好，这些事物是需要付出的，要经过一定时间的学习、领悟、积淀，才能达到一定的赏心悦目境界。有些人则很简单，每天下班以后，回家看两集电视剧，就觉得非常高兴。第二天上班的时候还可以跟别人聊一聊电视剧的内容，自己就心花怒放，所以看电视剧，就是成为了一种期望，每天盼着去看，也成了他一个乐趣，一个追求。

说到这里，我也简单说说我自己的经历。我在进入中医药大学读书后，是怎么喜欢上《黄帝内经》的呢？《黄帝内经》大家都知道，《素问》81篇、《灵枢》81篇都是用古文写成的，是汉以前的文字，诘屈聱牙，相对比较枯燥，很难读的。有人跟我说，听你讲课挺有意思，也想读读《黄帝内经》，结果一看都是古文，就感到枯燥难懂，很难继续读下去。我对《黄帝内经》感兴趣，主要原因在于翻看它的过程中发现了一些有趣的东西。比如说，人的右眼为什么不如左眼视物能力强呢？人的右手足为什么比左手足灵活呢？一到冬天，人们都戴上手套、帽子了，唯独面部不用穿衣服，那么为什么人的面部在冬天的时候不怕冷？这是什么道理？又是为什么男性有胡子，女性却没有呢？这些问题《黄帝内经》中都有解释。于是，从那时起我就形成了一个习惯——凡事必看《黄帝内经》，放暑假都得看看《黄帝内经》。我爱人常说，我一读《黄帝内经》好像眼睛就发亮。从此，我不再把它看成是一个枯燥的东西，阅读《黄帝内经》就成为了我的兴趣。前面谈到的是找到生活的乐趣，在这个过程中还应该了解人的心态和欲望也会影响生活乐趣，这也就是《黄帝内经》当中一再强调的，养生之人要"**美其食，任其服，乐其俗**"（《**素问·上古天真论**》）。美也好、任也好、乐也好，都是一个意动词。所谓意动词，就是"我认为如何"，换言之，就是每个人的主观意愿和倾向。这句话就是告诉人们，要在主观意愿上乐于接受现实客观外界条件，无论吃的是山珍海味，还是粗茶淡饭，都照样津津有味，无论穿的是绫罗绸缎，还是棉麻粗布，只要保暖舒适就会觉得满足、自在，对于所处地域的风俗习惯，都能够接受，能够和光同尘。而做到这些，首先就是要降低自身对于饮食、衣着、环境的过高要求和期盼，也就是降低对外界条件的欲望。当一个人能够减少自己的欲望，时常保持着知足的心态，就可以达到俗话说的"知足常乐"，也就是能够获得并保持喜乐。因此我们说，喜乐的这种情绪主要发自我们自己的内心，是自己的心态，可以由我们自己来掌握。

（二）保持喜悦的中医方法

说到这里，也许有人会问，中医很推崇穴位、经络，能否说说哪个穴位对于保有喜乐情绪有帮助。在这里，我给大家介绍一个穴位：神门穴。神门穴是手少阴心经的穴位，它的位置在掌骨尺侧，掌横纹下凹陷的地方。在晚上入睡之前可以揉按、掐按，一分钟左右即可。经常对这个穴位给予适量的刺激，能够安神定志、提高睡眠质量，对于喜乐情绪的保持也是有帮助的。

除了穴位以外，前面我们也讲过百合。百合本身是一个食品，西芹炒百合就是一道菜品。那么经常服用百合，对于保持喜乐情绪是有帮助的。

此外，我再给大家介绍一味相关药物——忘忧草。忘忧草又名黄花菜，也称萱草。古人认为它有忘忧的作用。《本草纲目》中记载，忘忧草可以"安五脏、利心志"，认为它可以令人心平气和，无忧愁。所以有人把忘忧草又称作疗愁之草。

关于忘忧草，在临床上还有一个方子与之相关。西晋时，嵇康作《养生论》，提到"合欢蠲忿，萱草忘忧"。这一句诗文就蕴含了这个著名的方剂——忘忧蠲忿汤。"蠲"就是去除。"蠲忿"，即是去除愤怒，忘掉忧愁。方中主要有两味药——一个是合欢，另一个是萱草。萱草，也就是刚才提及的忘忧草。方中的合欢，可用合欢皮，也可用合欢花。它们都有疏郁、理气、安神、活络的作用，对于失眠健忘、心神不安、神经衰弱都是有帮助的。

❀ 二、如何应对过喜

刚才讲解了使得喜悦情绪得以持久的方法。可若是喜这种情绪过度进而对身体产生危害，我们应该怎么去处理呢？

（一）情志相胜

在前几集当中，我们提到了范进中举的故事。范进听到了中举的喜讯，突然神志错乱，最后是由他特别惧怕的胡老爹打了他一大巴掌，才使得他神志清醒过来，这就是让他所害怕的人来吓恐他，即是用恐来纠正了过喜，这也就是《黄帝内经》中谈到的**"喜伤心，恐胜喜"**（《素问·阴阳应象大论》）。

清代的《广阳杂记》中也记载了类似的医案。明朝末年，江苏高邮县有一个著名的医生，医术十分高明，几乎到了出神入化的境地。

他曾经治疗了一个患者，是一个读书人。他的症状跟范进差不多，中了举人以后十分欢喜，大笑不止，请了好多人来治，但都没有治好，于是就请了这位大夫来诊治。这位大夫一诊病以后，装作大吃一惊的样子说："哎呀，先生啊，你这病太重了，你得赶紧回家。如果你不回家，就有可能客死他乡了。"患者一听，非常害怕。大夫又说："我给你写一封信。我有一个好朋友，他在镇江，他能够治你这个病。你赶紧拿着我这封信去到镇江去找我这位姓何的朋友。"于是患者战战兢兢到了镇江，千方百计找到了这位何先生。这个何先生，也是个医生，到了何医生这儿，这个患者还狂笑吗？这个时候已经不狂笑了，他担心自己的病情，已经开始有点忧郁了。这位患者见到何医生以后，把信就给了他。何医生打开看过，就把这封信让患者也看一看。这位患者一看，原来信上说，他得的这个病是因为过喜，导致了心伤，神不藏，出现了大笑不止的状况。大夫用了《黄帝内经》当中的一个方法：恐胜喜。大夫在信上说："我估计这个患者到了镇江可能就恢复得差不多了。如果症状缓解了，你就把这个信给他看，告诉他原委。"这患者读罢信件，朝北方拜了几拜，表达对给他原来治病的医生谢意。这个病案就是用恐胜喜治病的典型方法。

　　其实类似这样的医案，古代还有不少。《儒门事亲》当中也有所记载。有一位姓庄的大夫治疗一个患者，这个患者也是因喜乐之极而得病，也是很多人给他看病不见好，于是把庄大夫请去了。庄大夫摸着脉、问着情况，眉头紧皱，特别凝重。然后跟患者说，我先去取药，就走了。可是患者等这个大夫取药等不回来，好几天，大夫都没有出现。于是，他认为自己是得了大病，大夫都束手无策，向亲友们哭诉，然而这个病没用医药慢慢就好了。到好得差不多的时候，庄大夫又找到这个患者，跟他又叙述了原委。也是用了《黄帝内经》当中的情志相胜法，以情胜情之法，把患者的疾病解决了。

那么运用恐胜喜是什么原理呢？在《黄帝内经》中认为，喜属于火，恐属于水。按五行关系来讲，水克火，所以属于水的恐就可以胜属于火的喜。因此，遇到过喜的患者就可以用恐的方法去进行治疗。另外，《黄帝内经》中也认为，恐可以使我们人体的气机向下走。而这个喜它使得人体气机发散、有往上走的趋势。要使往上走的心火向下达，就应该运用恐的方法，使气机往下，这样通过恐来治疗过喜。

但是真正在临床上，医生是完全运用五行相克去治疗疾病吗？其实也不是。对于过喜的病，用其他情志去调节也是可以的。因为阴阳是相对的，情志分阴阳，也就可以用属于阴的情志治疗属于阳的情志疾病。此外，用一种情志去代替另一种情志，转移分散他的注意力，也可以达到治疗效果。

在《续名医类案》中就记载了一个案例。有一个女患者得了一个怪病——恒笑不止，一直笑个不停。这个大夫就问这女患者的家人，她平素最喜欢什么。家人就告诉大夫，这个姑娘平素最喜欢她的一件衣服。这大夫就出了一个主意，让她穿上她特别喜爱的衣服跟她母亲去喝酒。结果喝酒过程中故意把这些酒菜洒到她喜爱的这个衣服上。这个姑娘一看她特别喜爱的衣服被洒上了酒水、饭菜，于是勃然大怒。勃然大怒以后，大笑的症状就缓解了，这个故事反映的也是一种以情胜情之法。

不过需要强调的是，这种方法古人确实用得比较多，但是仍然有几点注意事项：

第一，有一定的适应证。也就是说，患者所得的病是精神因素在疾病发展过程当中占主要诱因的疾病。一般来讲属于现在的反应性的一些疾病，也就是由于精神刺激导致的一系列症状的产生，而不是重症的精神分裂症或人格障碍，这些疾病不在这个范畴。

第二，要注意病患个人的情况，要进行充分地了解。

第三，要对中医的五行相克、情志相胜、阴阳相生这些原理有充分的掌握。另外还要注意给予情志干预的刺激量要掌握好火候，不宜过度，因为一旦矫枉过正还可能会引起新的疾病。

同时，这些方法不适于一些器质性病变导致的疾病。对于一些年老体虚等体质特别弱的患者也不适用。

其实，古人应用这些情志相胜的方法是因为交通、信息不便。现代临床上则用得很少，甚至几乎不用了。但是在日常生活中，大家也可以发觉它在不知不觉中被应用。比如，在高速公路上开车开得比较快，心情也比较好，正在很爽地飙车时，可能路边或者横梁上就会看到这样的标语："从人间到地狱，只需一脚油门"。还看到有这样的字眼："超速一时，悔恨一世"。这时想一想开快车的悲惨后果，我们心中自然而然会感到害怕，自己的车速就会有所控制，实际上这也是恐胜喜。

大家聚会喝酒喝多了也是心情特别高兴，但饭店为了不让司机酒驾，可能就有这样的标注："司机一杯酒，亲人两行泪"。这些实际上都是运用恐来抑制你的喜，让你注意一些。

（二）药物疗法——祛除痰火

其实上一集已经谈过了，神有余则笑不休，所以人如果狂笑不止，联想过多，夸大妄想等，可能都是心中有痰火，就应该祛除痰火。我上次也谈到过，祛除痰火应该用吐法来解决。

在《黄帝内经》中，也提到**"有病怒狂者……夺其食即已"**（《素问·病能论》）。这里怒狂者着重在狂，即是说有人精神发生异常，或登高而歌，或弃衣而走，或言语善恶不避亲疏，这样的患者应该夺其食。

夺其食，一般有两个理解：一是用饥饿的疗法。不让他去吃饭，饿着他。二是他已经吃进去了，就把这些食物给拿走。拿走食物，一是用吐法，一是用泻法。目的很明确，就是给痰火邪气以出路，让它从体内排出去。临床上这种方法运用得更多。

其实现代临床上，吐法用得比较少，因为呕吐比较难受，有些患者不易接受。但是泻法运用得就比较多。所以临床上也是多运用承气汤类，像大黄、芒硝、枳实、厚朴，用这种药物，使他的胃气下降。胃气下降，则使得心火下引。而且胃气下降，大便通畅，又可以使他的痰从大便而解，达到夺其食的目的，这样有利于治疗狂躁的这些疾病。

现在有很多中西医结合医院、精神病院，运用这些方法都要加上维持剂量或小剂量的抗精神病的西药。这样通过中西医结合治疗，往往收到的效果要比单纯用西药或单纯用中药效果要好一些。

当然对于狂症，分类是比较复杂的，也不是单单的痰火这一种，所以希望有这样的患者还是到精神专科进行辨证论治。

另外，我也提示一下，有的患者和患者家属认为精神一类的疾病一旦吃上中药，西药就可以停用，在这一点上我不太认同。西药还是应当按医嘱服用的，尤其是已经开始服用西药的患者，不要轻易地给予停用，是否减少剂量或是否停用需要到正规的医院去进行评估，让医生从专业的角度进行判断。

到此为止，我把喜的这种情志就给大家简单讲解完了，包括喜的概念，喜的产生，喜这种情绪对我们人体有什么益处，过喜有什么样的危害，如何才能获得喜悦，以及对于过喜的一些应对的措施。我也希望我们大家都有一个好心情，保持一个健康的喜悦之心，也不多，也不少，够用即可。

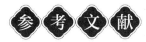

［1］《黄帝内经素问·上古天真论》[M]. 北京：人民卫生出版社，2012.3,5.

［2］《黄帝内经素问·阴阳应象大论》[M]. 北京：人民卫生出版社，2012.26.

［3］《黄帝内经素问·病能论》[M]. 北京：人民卫生出版社，2012.175.

第六集
什么是怒

　　有一只河豚在桥墩下游来游去，突然不小心头撞到了桥墩上。于是河豚就不满意了，这桥墩怎么挡我路？于是它再撞向桥墩，就这样不断地撞来撞去。不久，河豚鼓着圆圆的肚子，浮到了水面上，这时鹰鸟掠过河面，看这有一只圆圆肚子的河豚，便下去捉这只河豚，最后把这只河豚给吃掉了。这河豚原本在水底游，由于桥墩挡了它的路，它不满意，发怒了，于是它张开两肋，竖起鳍刺，撞向桥墩，想把这桥墩给撞开，最后却被鹰鸟给吃掉了。

❀ 一、什么是怒

　　从我讲的这个故事当中可以看出，怒实际上是我们想要实现自己的愿望，但被阻挡了，导致愿望不能够实现，或者由于自己的行为受挫了，这时人的情绪就产生了，这种情绪就是愤怒、怨恨，不满意。怒在《说文解字》当中解释成"恚也"。恚实际上就有怨恨、不满意的意思。怒表现出来就是发脾气，这个人生气了，就是怒的表现，有的可能还伴有心情烦躁、焦虑，中医把这些情况统称为怒。

　　其实我们经常可以看到这种情况。有一次我在公园，看到一个母亲带着一个孩子，孩子想买饮料喝，但大人不愿意让孩子喝饮料，认为碳酸饮料不能喝太多，所以家长不给买，但这个小孩又非要喝可乐，于是小孩就生气了。他生气地又哭又闹，还生气地把玩具摔在了地上，甚至在地上打滚，这都是怒的表现。现在社会节奏快，人的压力也比较大，伴着这种生活又出现一种新症状，有一个比较时髦的词来形容这种症状——路怒症。路怒症就是当人们开着车，对车况、路况不满意，或者自己正开车排着队，却遇到有人突然插队、加塞、别车的情况，他就不高兴了。我有一个女性朋友，平常温文尔雅，给人感觉特别有修养，但是她一开车，你坐在她旁边，就可能一路听她在骂人。我就问她，你本来挺文明的，怎么成这样了？她说："我只要一上车，看见那些不遵守交通规则的，就很生气，一生气这些行为就出来了。"另外还有网怒症，而这些行为的本质都是由于个人的愿望或想法不能实现，行为受挫，也就是不遂心愿、不顺心，就导致人们产生怒这种情绪。

二、怒的五脏归属与五行属性

在《黄帝内经》当中，怒跟肝、木结合在一起。《黄帝内经》曰："**东方生风，风生木，木生酸，酸生肝。**"东方是"**在脏为肝**""**在志为怒**"，所以怒跟木结合，肝属于木，怒、肝都是木行。

怒这种情志隶属于肝，《黄帝内经》中称肝为"**将军之官**"。有人作解释，将军之官有一个特点，性情比较急躁、刚强，爱发脾气，爱发怒，所以就把怒归属于肝。实际上，肝属木，木曰曲直，也就是这个木是由曲到直。比如一棵小树苗，从种子到发芽，就是由曲逐渐伸直，进而向上、向外发散开来，最后才能长成参天大树，这就是一个舒展、条达的过程。如果木不能由曲到直，或者向外的趋势被阻止了，它就会产生郁阻，但与此同时，它还得要向上、向外生长，当这个向上、向外的趋势越来越大，最后就会突然爆发，那么怒的表现就产生了。

所以怒一般都是先郁而后发。由于木的趋势是向上、向外，如果它被郁阻了，就可能形成怒。正如普通民众常说这人发怒是由于肝气郁结，而我们讲这就是木气郁结导致的。

木和怒都有向上、向外的趋势，那么在人体上它又有什么表现呢？

每到正月十五元宵节会挂灯笼，还有猜灯谜，其中就有这么一个谜语，说有一幅画，画中人面目狰狞，眉毛竖直，头上还燃着火苗。有人就猜，这是火冒三丈，另外也有人猜，这是怒火冲天，而我觉得这两个谜底都挺合适。因为火是向上的，这眉毛立着，面目也狰狞，就表示怒气冲天，这也是怒最常见的表现，就是我们常说的面红耳赤，甚至眼睛都发红了。

为什么会有这种表现？因为怒本身就是向上、向外的趋势，所以可以带动气血向上、向外。有一个形容这种向上向外的成语，便是怒发冲冠。

这个成语有一个小故事。《史记·廉颇蔺相如列传》中赵惠文王得到一个稀世珍宝——和氏璧，这个消息传到了秦昭王那里，秦昭王就想把和氏璧拿到手。于是他就想了一个主意，派使者去跟赵国国君说愿意用 15 座城池来换这块和氏璧。当时秦强赵弱，赵惠文王其实心里也怀疑秦国到底能不能给赵国城池，可能有诈，于是就派有勇有谋的蔺相如带着和氏璧出使秦国来谈判。

蔺相如便带着和氏璧到了秦国，但秦王对待蔺相如的态度十分傲慢，当蔺相如把和氏璧献出来后，秦王只顾得拿着和氏璧让众位大臣们去传看，丝毫不谈交付城池的事情。这时蔺相如十分愤怒，他对秦王说："大王啊，这个和氏璧还有瑕疵，且让我拿过来给您指明。"于是秦王就把和氏璧给了蔺相如。这时蔺相如立马拿着和氏璧，倚着柱子，怒发冲冠。原文说："相如因持璧却立，倚柱，怒发上冲冠。"就是说，他靠着柱子，极度愤怒，头发竖立，甚至把帽子都顶了起来。这就是在形容极度愤怒的状态。

自此之后，后世也会运用这个典故。比如岳飞《满江红》词里的前三句："怒发冲冠，凭栏处，潇潇雨歇"，前四个字就是司马迁写蔺相如的怒发上冲冠，而这种头发都竖了起来的外在表现，不就正是对向上、向外趋势的描写吗？诚然，我们说生气的人头发都竖立起来，确实有其夸张之处，但他的本意是想描写在怒的状态下，向上、向外的趋势是非常明显的。

三、怒的生理表现与病理症状

西医认为人在发怒的时候，肾上腺素分泌会增加。肾上腺素具有兴奋作用，它升高后会使皮肤、黏膜血管收缩，血压上升，呼吸、心跳加快，还会使心肌、骨骼肌血管扩张，心肌、骨骼肌收缩力加大，使人体对抗应激的能力增加。当肾上腺素分泌过多时，心跳加速、肌肉震颤，所以有人会气得全身哆嗦、肌肉颤抖的现象，这也是怒的表现。

此外，中医则认为怒则气上，气为血之帅，血流运行是以气为先导，是气带领着血运行。当气往上涌，血也会随之上涌，因此人的脸就红了。这也是西医所说的，由于血管扩张，血流量增加，人的脸就红了，脖子也粗了。

在前几集我们讲过，脸是体表血液最丰富之处，《黄帝内经》中云：**"三百六十五络，其血气皆上于面。"** 比如冬天的时候，身体哪里都冷，只有脸不冷，就是因为面部气血最为丰富，可使气血状况表现于外。因此人大怒的时候，就容易脸红脖子粗，甚至眼睛里都会出现血丝。

那除此之外，发怒还有其他表现吗？《黄帝内经》云：**"怒则气逆，甚则呕血及飧泄。"** 即是说，发怒甚会产生气逆，严重的时候，可以导致呕血，就是呕吐血液，还可以出现飧泻等病症。

我们先来谈谈呕血。呕血是怎么产生的？因为肝藏血，中医经常讲："卧则血归于肝"。当人一动，血就分布到四肢，所以我们说手能拿东西是由于**"指受血而能摄"**；脚能走路，是因为**"足受血而能步"**。如果肝郁气逆，血也会随着气往上涌，就可能导致呕血。

另外，呕实际上跟脾胃也有关系。当脾胃有瘀血时，再加上大怒，怒可以克伐脾胃，导致胃气不降，反而上逆的时候，就会产生呕吐的症状，如果胃里还有瘀血，那么血就会随气上逆，产生吐血。

我们经常可以看到电视剧或电影当中有这样的桥段，某人大怒，气得吐血而亡，其实这是在现实生活中可以见到的。

不过中医有时也会利用怒能导致呕血来治疗疾病。比如我们在第一季当中谈过华佗给人治病，就曾用过这样一个方法。

当时有一位郡守病了，他知道华佗是名医，便邀他来看病。华佗一看，认为这位郡守是胃里瘀血致病，非吐之不能愈。那怎么让他把瘀血给吐出去？于是华佗就到郡守家里，一连住了好几天，好吃好喝，还收了很多钱财，就是没给郡守看病，也没开方子。华佗离开当天还留下了一张纸条，把郡守大骂了一顿。这时郡守大怒，马上派人去追杀华佗。不过华佗事先就跟郡守的儿子商议过此事，所以郡守的儿子也不让追兵真正地抓到华佗，当郡守抓不到华佗，他就更加地愤怒，果不其然，就因为大怒，吐了黑血几升，后来病就痊愈了。

这个医案，正是《黄帝内经》中所讲的**"怒则气逆，甚则呕血"**的真实写照。

再讲飧泄。飧左边一个夕，这个夕就是傍晚的意思，右边一个食，它的本意就是傍晚粗糙的晚餐。飧泄就是说，我们的大便当中含有一些比较粗糙的东西，也就是没有被消化的食物，因此也可以理解为完谷不化的泄泻。

但肝气逆怎么会引起泄泻呢？肝气逆不是往上走吗？为何会往下泻了呢？这也是怒的原因吗？实际上也是。刚才说木有向上、向外的趋势，当木被郁阻后，一方面它要膨胀、要往上走，另一方面当气比较多，又郁阻不通时，气就会横着走窜。由于在五行关系中，肝木克脾土，当肝气能正常疏泄，脾也能够正常发挥它的作用，但是如果肝气逆的时候就会加重对脾土的克伐，使脾土的正常功能丧失。因为脾主运化，运就是使经过消化的食物精微布散到全身，化是将吃进的食物变化成有营养的东西，所以当脾的功能受影响后，运的输布的功能就被降低了，另外将正常食物转化成营养的功能也被降低了。而脾和胃都在中焦，一个是向上运输，即脾主升清，一个是向下运输，即胃主降浊，当脾的功能被降低，升清和布散营养的功能被消减，就不能把食物变成很好的营养，因此就出现了泄泻。而且消化功能下降，就使得泄泻的粪便中会夹杂完谷不化，这就是由于大怒导致木乘土的表现。

西医有一个病叫做肠易激综合征，典型的症状就是反复的腹痛且伴随大便的异常。当然，这个病中有腹泻主导型的，也有便秘主导型的。我们这里主要讲解腹泻主导型的，也就是由于紧张或其他类型的精神刺激，导致腹部疼痛，进而大便泄泻。

我在门诊也曾经遇到过这样的患者。这种患者不能生气，一生气就肚子疼，肚子疼就得找厕所，就得泄泻。不过泄泻以后，肚子疼就能缓解了。对治这种病中医有一个名方，叫痛泻要方，这方中只有四味药：白术、白芍、陈皮、防风。白术健脾、燥湿，能使脾气盛大起来，肝气就无法克伐脾土，所以白术一方面能健脾，另一方面还能防止肝气横逆；白芍补血柔肝、缓急止痛；陈皮健脾燥湿；防风味辛，入肝，可以疏解调畅肝气。此外，防风还可舒脾升清，用防风来舒脾气，提升清气，便能祛湿、胜湿、止泻，另一方面还可以把药效引到脾经来。所以诸药合方共奏调肝和脾、缓急止痛、祛湿止泻的作用，疗效很好。尤其对那种一生气肚子就疼，如厕后立即疼痛缓解的患者十分有效。

除了呕血和飧泄之外，怒还可以引起什么样的表现呢？在前些日子的门诊中，我遇到这么一个患者。她开了一家杂货铺，每天都必须跟不同人打交道，在这个过程中，就会碰到一些矫情之人，引起不快，但是她都把这样的情绪闷在心里，久而久之，她一到杂货铺就会生闷气，甚至于自己都有点害怕去杂货铺工作了。慢慢地她总是胸口憋闷，感到抑郁，原来性格还比较开朗，但是长久以往，她也不爱说话了，睡眠也出现障碍。

其实有些女性爱叨唠，我倒认为这是件好事，因为情绪如果发泄不出来，抑郁在身体里，长久可能真会气出病来。现实中也确有一些女性朋友她不絮叨，只是郁闷，久而久之，就真出现一些妇科疾病。

比如有的女性会闭经、月经不调；有的还会长癥瘕积聚，这在西医称作子宫肌瘤；还有的长乳癖，在西医称作乳腺增生，如此种种的妇科病变，很多时候都跟郁怒有关系。

刚才我们谈到的这种怒的表现，就偏于一种隐藏在暴怒之后的郁怒，含怒在胸，郁而未发。

总的来讲，怒产生的表现，不论面红目赤也好，言语增多也好，眼睛发红也好，呕血飧泄也好，郁怒在胸也好，它都有一个共同的特点，就是在发怒时会影响我们的情志和我们的思维。

所以《黄帝内经》中提到：**"肾盛怒不止则伤志，志伤则喜忘其前言。"** 志在这里就是志向、我们的目标。即是说，大怒会影响我们的思维，导致判断不准确。志伤以后，原来想达到的目标理想及行事逻辑，就会被打乱。可能他以前所想所思都会忘记，也可能会混乱，所以它被称为"志伤则喜忘其前言"。因此大怒之人，恐怕很少有理智的，如果有理智的话，那河豚就不会不断往桥墩上撞；如果有理智的话，两个路怒症的司机就不会下车打架。当人思维和情绪正常的时候，他的逻辑判断都是清晰的。而一旦被怒气影响后，思维就会混乱，情绪也会异常，就无法正常、理智地判断事物，便容易发生一些不该发生的事。

四、怒所导致的危害

那么，为了大家能够更好地理解，我们再讲些怒的危害。

第一，它能引起气血上逆，所以才会有面红目赤一类的现象。《黄帝内经》把这称作：**"大怒则形气绝，而血菀于上，使人薄厥"**。即是说，大怒会使人脏腑的气机上逆，同时带着血随气一起上逆。那会上逆到什么部位？这个"上"在这里指头部和心胸部。进而使人薄厥，"薄"通"迫"，就是大怒迫使气血往上走，所以大怒可能会导致一些心脑血管疾病的发生。因此有高血压、心脑血管疾病的人，要切记不要大怒！厥，即昏迷。这大怒是可以导致心脑血管病复发或产生，危害是极大的。

第二，大怒可以伤及脏腑，所以《黄帝内经》中云："**喜怒不节，则伤脏。**"比如呕血、飧泄、胸闷这些症状，都是由于大怒导致的脏腑气机逆乱，使脏腑功能之间的协调出现问题，于是产生这一系列的病症，这也正是怒的危害。

第三，怒可使神智暂时不清晰，造成人的不理智，不能够正常地去面对一些事情，以至于产生不良后果，甚至还可能对社会、家庭都产生不利的影响。

既然怒有这么多害处，有没有方法使我们不产生发怒的冲动呢？其实我觉得不需要这样去要求自己。在《黄帝内经》中总结到，喜、怒、忧、思、悲、恐、惊，怒正是"七情"之一。怒是人常见的一种情绪反应，是正常的一种生理、心理反应。就像自然界有风雨寒暑，春夏秋冬一样，即便再喜欢春天，也无法令其他三种季节消失，这有违自然之理。所以"七情"对人体来说，一定程度以内是一种常态，可使生活更加多姿多彩，只是不要大怒罢了。如果每个人一点脾气都没有，一点怒都没有，是不是生活也太平淡了。

❀ 五、适当发怒能调畅气机

那么这怒对我们人体有没有什么好处？首先从生理上讲它是有好处的。发怒能帮助发泄不良情绪，把它排遣出来，其实对于调节我们的心理有很大帮助。

另外，当气机郁结时，由于怒有一种向上、向外的趋势，它可以使我们的气机舒展开来，这对我们身体也是有帮助的。

这对社会来讲也是一样。比如当我听到一个方案很不满意的时候，一旦发怒，对方就知道我是在提出抗议，或者持反对性意见，这时对方就会考虑去更改他的方案，所以有时怒能利于我们把一些事情做成。

另外，像看电影、电视剧时，也有这样的片段，在两方交战之前，那些军官将领就会做战前动员，这时，他必须要把对方说得罪大恶极，才能激发战士们那种同仇敌忾的愤怒情绪，进而促进战斗上的胜利。属于前面我也说过，怒本身就是一种兴奋剂，能把己方的士气调动起来，令大家奋力冲向敌阵，跟对方进行交战，这样也容易取得事半功倍的效果。

所以怒并不是一件完全不好的事，它是一种常见的情绪反应，我们不可能、也不用完全避免，但要强调的是，不要过怒、大怒或频繁地发怒，这是不可取的，而且对人体是有危害的。

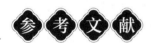

[1] 《黄帝内经素问·阴阳应象大论》[M] 北京：人民卫生出版社，2012:24,25.

[2] 《黄帝内经素问·灵兰秘典论》[M] 北京：人民卫生出版社，2012:40.

[3] 《灵枢经·邪气脏腑病形》[M] 北京：人民卫生出版社，2012:11.

[4] 《黄帝内经素问·举痛论》[M] 北京：人民卫生出版社，2012:151.

[5] 《黄帝内经素问·五脏生成》[M] 北京：人民卫生出版社，2012:50.

[6] 《灵枢经·本神》[M] 北京：人民卫生出版社，2012:23.

[7] 《黄帝内经素问·生气通天论》[M] 北京：人民卫生出版社，2012:11.

[8] 《灵枢经·百病始生》[M] 北京：人民卫生出版社，2012:114.

第七集
怒从何处来？

在我们生活当中，怒不能说是一个良好的情绪，那么怒是怎么产生的呢？我们又该如何去应对它呢？这一集我们就来谈谈这一个话题。

一、怒产生的条件

前面我们提到，怒的产生是由于事违心愿，也就是说事与愿违、不顺心，导致的情绪郁闷、忿懑。吵闹的环境、拥堵的交通、以及遇到种种不平的事情，造成心里感觉不好受，就容易使人产生愤怒。

（一）导致怒的社会因素

实际上，我们不可能事事顺遂，符合心愿。古人也早已认识到了这一点。辛弃疾在他的《贺新郎》当中就说到，"叹人生，不如意事，十常八九。"后来有人将其改为，"不如意事常八九，可与语人无二三。"由此我们可知，古人实际上早就认识到，不如意是平常事，由不如意产生的怒，就成为了人之常情。所以我们要做好心理防御，积极面对生活中的各种"不如意"情况。

在《黄帝内经》中，怒是一个人产生疾病的重要原因。在《素问·疏五过论》中就提到，有的人原来社会地位比较尊贵，后来由于家道落魄，变为平民，社会地位下降；或是有的人原来特别富有，现在变为穷人，这些社会地位、生活条件的改变，可能影响我们的气血，使人产生病变，导致一些虚损的状况产生。在《素问·疏五过论》中把这类病症进行了罗列，并说明在这类疾病产生的过程中，怒是其中一个主要的情志因素。

（二）怒与火的关系

《黄帝内经》认为，怒跟火有密切关系。

相比于冬季，人们在夏季更容易发怒。夏季烈日炎炎，热浪滚滚，加上生活和工作上的各种压力，人们烦躁以及郁怒的情绪就可能产生了。所以医学上也有一个名词，叫做夏季情感障碍综合征，也被称作情绪中暑。

大诗人杜甫对这种现象也非常有感触，他在《夏夜叹》中说"永日不可暮，炎蒸毒我肠。安得万里风，飘飖吹我裳。"就是在感叹夏天暑气对他的影响。"永日不可暮"，是说一到夏天，日照时间长，人就比较容易烦躁。"炎蒸毒我肠"，是说温度高，使得人体不舒服。所以，他就特别期盼着来场大风，缓解一下高温带来的痛苦，人就变得凉爽、安静一些，怒气也会减少。

烦躁的烦带有火字旁，也是从另一个方面说明火可以使人产生烦躁，以至愤怒。我们描写人发怒，常用火冒三丈、怒火冲天这样的词语，也是怒跟火有密切关系的一个例证。

火与怒为什么会有这么密切的关系呢？首先，火苗具有向上、向外的趋势，所以它也能引发我们的气机向上、向外，于是就增加了怒气的产生。《黄帝内经》中对夏天容易产生怒，也做了特别的说明。《素问·四气调神大论》讲到四时都有一个养生原则，而在夏三月是"天地气交，**万物华实**"的季节。虽然天气非常热，但要求人们要"**无厌于日**"，也就是不要产生厌恶日照时间长、气温高等负面情绪。另外它还要求在夏天当中一个重要的养生原则叫做"**使志无怒**"，"无"即勿，意为不要恼怒。而这条养生原则只有在夏季中被提到，在其他三个季节里都没有提，说明《黄帝内经》认为，火跟怒的关系非常密切。

天气中的火对于人们而言是外火，而人自身的火，即内火，也照样容易导致发脾气。

在《黄帝内经》中，将人按体质进行了分类，称作"阴阳二十五人"。其中有一类火行人，被认为十分容易发怒。这种人的特点是肩背肉多，腰腹肥厚，人体比较壮实，但是脸较瘦，头较小，面色发红，手足不是特别大，而且走路爱摇摆，显得不稳定。

《黄帝内经》还提到火行之人有这样特点，叫做"**有气轻财，少信，多虑，见事明，好颜，急心……**"。"好颜"实际上就是容颜较好，有气轻财就是人有气魄、对一些财物不太看重。少信，是说信用差一点，但比较讲义气。而且，最关键一点是急心，脾气比较暴躁。《三国志》当中的关羽，就是一个火行人。面色发红，样貌俊美，留着一把胡须，讲义气，但性子急，脾气也比较暴躁。

三国当中有一个著名的桥段，叫做许田打围。说的是建安四年，即公元 199 年，曹操和汉献帝、刘备等一大群人去打猎，这时从树林里跑出一头鹿，于是汉献帝就拿弓搭箭射鹿，结果三箭未中，接着汉献帝就让曹操去射，曹操拿着皇帝的弓和金鈚箭，一箭就射中了。鹿倒地以后，手下的士兵一看是金鈚箭，都以为是皇帝射的，便纷纷到汉献帝面前来称万岁，夸赞皇帝射猎射得准，结果这时曹操纵马直前，站到了皇帝的前面，直接接受众臣的欢呼。

这时关羽一看，勃然大怒，认为曹操僭越身份，如同谋逆，持刀就奔前要去砍杀曹操。这时，刘备赶紧又拉又劝又使眼色，关羽才没有奔到前去。如果当时他真到前去，可能大祸就会发生，那还不知往后历史会如何发展了。由此也说明，关公是一个脾气暴躁、容易冲动之人，而根据关公的长相来看，它就是我们《内经》当中所描述的火行之人。

此外，我们现在日常生活当中，常用九种体质划分人群，其中阳气偏盛的人，面色发红，话语较多，精力旺盛，还经常容易起口疮，这就是阳盛之人，这类人都比较容易产生愤怒的情绪。

还有一种人，我们称之为阴虚火旺之人，身形较瘦，但经常感觉心情烦躁，且有五心烦热等症状。这类人在夏季喜好手持凉物，因为这样他们才会觉得比较舒服。这种人的体质就偏于阴虚火盛。他们通常还有一个特点，就是睡眠不好，也容易产生愤怒的情绪。

另外还有些人容易发怒，与他的饮食习惯有关，比如总是喜欢吃麻辣、辛辣之品的人往往就比较容易发怒。我就有这么一个朋友，他是公司的领导，平素就喜欢辣的饮食。他说有一次在飞机上，特别想吃辣，就向乘务员要麻辣豆豉，很幸运那是一家四川航空公司，所以就真的供给他佐餐之用。

前一段时间他来门诊找我，就说自己最近特别爱发怒，一天到晚发脾气，感觉什么事都不顺心，而且动不动就骂手下的员工。为此，还有几个员工递交辞呈走了。但一到晚上，又开始有点懊悔，觉得自己不应该发那么大脾气，到了白天却又控制不了自己。我就问他最近这段时间的生活起居、饮食情况怎么样，他说他的生活习惯就是爱吃辣的，也经常熬夜。在这之前一段时间，因为四川有个项目，所以经常得过去，结果在那儿天天又是麻辣火锅，又是麻辣香锅，再加上酒肉之品，十分惬意。当时他来的时候，脖子前面就揪出了红印子，嘴也干得爆皮，一派内热之象。这就是内有火，所以才产生了这种怒气频发的症状。

所以，人如果有内火、有内热，就会容易发怒、怒火冲天，这都是有一定道理的，说明火跟我们的怒气之间存在密切的关系。

（三）过于疲劳易生怒

疲劳之人也容易发怒。许多人都有类似的经验，每当没睡好觉时，白天就特别容易烦躁，或者是十分疲劳，干活又干得特别多，就不愿意让别人来招惹打扰。一旦被招惹打扰，脾气就会比较大。

我听说过这样一个故事，有位学生因为头天晚上通宵打游戏，第二天上课坚持不住，就睡着了。这时候老师来了，他的同桌就推了推他，提醒他赶紧醒来，结果这位同学迷迷瞪瞪地醒来就给了同桌一拳，还嘟囔着，我这正睡着呢，你招惹我干嘛？这愤怒之情一下就出来了。

所以，人过于疲劳容易产生怒。那么疲劳之人为何就容易产生怒呢？《黄帝内经》说："**肝者，罢极之本。**""罢极之本"是说肝主管人的运动，因此肝也是人疲劳的根本。换句话说，人疲劳以后，容易伤肝，使得肝气、肝血不足，进而导致气机郁结，于是就产生怒这种情志，我们也把怒称为肝之滞。

大兵法家孙武，在《孙子·行军》中云："吏怒者，倦也"。"吏怒者"指军队的士兵，如果经常出现恼怒、愤怒，而且情绪不稳的状况，是因为疲劳。所以当看到军队有这样的情况，就可以推断他们疲劳了，此时就能对其进行攻打，这是把疲劳跟怒的关系，运用到了军事方面。

二、以情胜情解郁怒

有一句话叫做解铃还需系铃人，心病还需心药医。既然是由情所导致的怒，就可利用其他的情志去解决。比如说，怒可以用喜去应对，因为怒是属于阴，喜是属于阳的，阴阳相互制约，用阳的情志来解决阴的问题。以喜制怒，也就是以阳制阴。

在《古今图书集成·医部全录》当中有这样一则医案。一位叫徐迪的大夫，治疗一位妇人，这位女子由于"伤于怒"，便出现面壁而卧，不吃不喝，也不跟人说话的症状。徐迪得知她的症状与发怒有关，于是就男扮女装，画了浓妆，拿着鲜花，在她面前又跳又唱。过程中，妇人偶尔地回头看一下，就觉得这个男扮女装、又唱又跳的人十分滑稽好笑，病情就逐渐好转了。

这就是运用情绪治疗的方法，使得患者高兴、心情愉悦，那些由于怒产生的一些症状就消除了。所以在日常生活当中，如果遇到生气、愤怒的事情，可以适当地用一些高兴的事来冲淡它。

另外一种以情胜情的方法，也是《黄帝内经》中提出来的，叫悲胜怒。有个学生说过这样一个事情，说她的室友经常在宿舍里打游戏、玩网络直播，甚至通宵达旦。后来这位学生就用了很多种方法去跟室友沟通、交涉，结果都不管用，室友仍然我行我素。结果这个女学生就觉得非常委屈，对着班主任开始哭，但是哭过以后，却发现没那么愤怒了。这其实就是《黄帝内经》当中所说的悲胜怒。

再有，小孩子满足不了愿望以后，就可能又哭又闹，但是真正哭过、闹过之后，他心中的怒气就宣泄出去了，怒这种情绪也就缓解了。所以从另一个角度来说，《黄帝内经》当中所说的悲胜怒，也是我们人体自带的一种情绪调节机制。因为《黄帝内经》认为怒属于木，隶属于肝脏，而悲属于金，隶属于肺脏。在五行关系中，金克木，因此，当怒旺盛了以后，如果加大金行，使其悲伤的话，悲伤痛苦就可以抑制怒气，也就是达到一个金胜木、肺克肝的状态，让怒气得以缓解。因此，古人把这种做法总结出来，提出对于怒的人应该以"恻怆苦楚之言感之"。所谓的"恻怆苦楚之言"指的就是那种悲痛的、伤心的这些事情，当患者能接受以后，怒气也就自然消失了。

仍然以小孩哭闹为例，当小孩哭的时候，有的家长可能就会训斥小孩，让他们闭嘴，不许哭。还有人会告诉小孩，说哭是没出息的表现，通过诸如此类的方法来抑制他哭，这也算是运用管理情绪的方法去调节小孩子的情绪。其实，管理情绪有多种方法，但有一点一定要注意，就是不能过度，如果过度的压抑情绪，过度的去管理自己的情绪，有时就不见得是件好事。尤其当小孩子总是听到大人的训斥，情绪受到压抑，可能当时不哭了，但是心里会十分不好受，长此以往就形成一种家长对孩子过度进行情绪管理的亲子模式。

学会管理自己的情绪是一件好事，但是也不能过度。三国当中有一员儒将——周瑜，众所周知，周瑜大多时候是一种儒雅风流的样子，很少发脾气，他从来没像张飞那样，一遇到不满意的事就破口大骂，也不会像刘备那样，有什么事就痛哭流涕。他在人们面前一直是一种温文尔雅的气质，其实他就是把所有的嫉妒、怨恨、愤怒这些不满，全都埋藏在心里，形成过度的情绪管理，最后，周瑜气的吐血身亡，过度的情绪管理可能也加速了最终的结局。

所以，有时哭一哭可以把心中的愤怒情绪适当地发泄出去，对于缓解愤怒、郁闷是有好处的。当然如果小孩子总是撒开了哭，这恐怕也有问题，对孩子的情绪管理既不能太放纵，也不能管理太过。

中医提出"以制为养"，就是通过克制，起到养护的作用。当天气火热太盛之时，应该如何养护防止发怒呢？《黄帝内经》当中提出来了，叫做**"春夏养阳"**。唐代大医家王冰认为，春　夏本身就是阳，这个阳怎么培养呢？就是"以制为养"。也就是说，夏天虽然是阳，但是不能让它太过，阳热太过对人体是有害的。所以我们要适度地控制阳，这才是真正地养阳。那如何"以制为养"呢？比如夏天天气太热，就可以找有空调的地方待着，或是可以适当喝些冷饮，喝点绿豆汤，吃一点野菜，这都是在通过制阳，来以制为养，不让阳太过，这样怒气发生的机会也少一些。

在《黄帝内经》当中也提到，夏三月要**"使气得泻，若所爱在外"**，就是指夏天应该适当运动，让自己出点汗，因为出汗是人体热气外发、外泄的过程。此外对于有内火的人，还应该少吃一些辛辣之品，防止辛辣之品产生内热，并保持大小便的通畅。有些人吃辛辣食物以后，会两三天都不能排便，使得燥屎内结，内火排不出去，就十分容易发火、急躁，也容易愤怒，这时候应该使大小便通畅，让内火有去处，能从体内排出去。

第三个方面就是要注意调肝，因为怒的产生主要是由于肝气郁结。所以做事应该注意劳逸结合，不要过分伤肝，如果不得已晚上要经常熬夜，那么尽可能午睡一会儿，如果没有条件午睡的话，也要注意中午就别再工作了，以免过度疲劳。此外还要注意，不要让肝气郁结。若已经有肝气郁结的症状，那就建议采取一些运动的方式来进行缓解，例如在操场散散步、跑跑圈，或者打场羽毛球、乒乓球，或者游个泳等。人通过运动，会使气血流动起来，当气机活起来，这样肝气也就容易舒展了。

另外，如果你真的生气或愤怒，且得不到缓解，也可以到心理咨询中心，这里一般会设有发泄室，可以发泄一下，或者也可以找一些比较知心的朋友或是家人倾诉，这也是一种发泄。

此外，可以常用玫瑰花、菊花来泡茶喝，以防止情绪愤怒。还可以揉按太冲穴，以缓解愤怒的情绪。太冲穴在我们的足背上，位于第一、第二趾跖骨交接之地，可以顺着次趾的脚趾缝往上捋，捋到有动脉跳动的地方，就是太冲穴，这是足厥阴肝经的一个穴位，揉按它有降肝阳、平肝风、去肝火的作用。

总而言之，怒是我们日常生活当中经常见到的情绪，所以不必对它如临大敌，更不用说一生气就要到医院处理，或者认为自己得了大病得治。怒只是我们正常的一种心理的状态，只要能进行合理的情绪管理，不过度发怒，对我们个人，乃至家庭和社会，都有一定的帮助。

目前，我们要建设新时代的中国特色社会主义，要建立一个美丽、和谐的社会，而古人对此也有认识，认为要修身、齐家、治国、平天下，其首要任务就是修身。管理好我们自己的情绪，完成好修身这一环节，才能够与人和谐、与社会和谐，这不仅对于我们身体有益，也对整个社会有益。

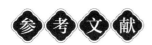

[1] 《黄帝内经素问·四气调神大论》[M] 北京：人民卫生出版社，2012:7,9.

[2] 《灵枢经·阴阳二十五人》[M] 北京：人民卫生出版社，2012:108.

[3] 《黄帝内经素问·六节藏象论》[M] 北京：人民卫生出版社，2012:46.

第八集
忧的滋味

邓丽君有一首歌曲，歌词是"不知道为了什么，忧愁总围绕着我。"忧愁到底是什么？在孩童时期，我们都无忧无虑，不知道忧愁是什么。但随着我们一天天长大，无忧无虑的生活就一去不复返，而忧愁就伴随而来了。在日常生活当中，我们会遇到很多不称人意的地方，于是就产生了忧愁。因此，忧愁也是人之常情，所以《内经》把它也列为了"七情"之一。

一、什么是忧

俗话说，"天无一岁不寒暑，人无一天不忧喜。"说明忧愁是时时刻刻伴随着我们生活的。辛弃疾有这样一段话："少年不识愁滋味，爱上层楼。爱上层楼，为赋新词强说愁。"而等到年长，就成了"而今识尽愁滋味，欲说还休。欲说还休，却道天凉好个秋。"年少的时候，不知道愁到底是什么滋味，于是就登高远望，刻意去造就它、去描绘它。等到真正品尝到了愁的滋味，却又说不清、道不明，或者说不愿意去说了。那么愁、忧的含义到底是什么？

忧字，从简体字来讲，它是左侧一个竖心，右边一个尤，竖心就代表心，尤代表着多，也就是说人的心思特别多。忧代表着心事重重。

从繁体字来讲，尤其是甲骨文，忧的字意描述的是一个人双手掩着面，心事重重、步履沉重的状态。所以《说文解字》云："憂，愁也。从心，从頁。"愁是什么？愁就是遇着一个事，无从下手，就出现了发愁的状况。所以古人认为忧和愁基本上是同一个意思。在《黄帝内经》当中，也经常把这个忧跟愁连读，叫忧愁、愁忧。《说文解字》中认为憂"从页"，这里"页"表示的是人的脸面。也就是说人的忧可以从脸上看出来。因此，看一个人有没有发愁、悲伤、忧伤的情绪，一看他愁容满面，抑郁不舒的样子，就能辨别出来。另外，这忧还有思的含义在里边。我们为什么会产生这种忧的情绪呢？如果你反复思考某件事，但这件事又无解，于是就会出现忧伤的情绪。说明忧的产生是离不开思的，而思也伴随着忧的前后左右，所以《黄帝内经》当中才把这个忧跟思连读，比如叫**"忧思伤心"**。

忧除了具有思的这个含义之外，还常常带一个伤字，就是说这个人忧伤、忧悲。从《黄帝内经》五脏跟"七情"的对应关系来看，忧是跟肺相对应的。所以《内经》当中讲，肺之志是忧。而同时"七情"当中的悲，也属于肺，所以忧和悲其实是一种同义。悲是悲伤、痛苦，什么样的情况下人会感到悲伤呢？比如我们思虑、担心了半天，最后这事的结果还不太好，仿佛看不到希望了，所以人就开始悲伤了，因此忧和悲的含义又有接近的地方。

除此之外，我们也经常说"忧患意识"，忧跟患又有相近的意思。《黄帝内经》也有这样的语言，叫**"忧患缘其内，苦形伤其外。"**说明忧患源于我们的内心。

总而言之，忧按它的含义来讲有愁的意思，有悲伤的意思，还有反复思考、思念的意思，另外还有点担心的意思。当我们内心中感到郁闷、惆怅、担心、焦虑时，而其预测的结果又不佳，就可以产生忧愁、忧郁这样的一种情绪。

清代名医费伯雄的一本书，叫《医醇賸义》，其中就对忧有了一个很好的解释。他说忧是"惟未事而先意将迎，既去而尚多留恋。"也就是事情发生之前，过多的去思虑、担心事情的发展结果；而在事情发生之后，总是放不下、离不开，沉浸在不断地回想、留恋之中，时时后悔、思虑，这就会产生忧的情绪。此外，还有一种忧叫做"期而不至为之忧"，意思是说，希望事情是往好的方面发展，并制定了一个高、大、上的目标，结果它没有往好的方面发展，或者最终没有实现内心的期望，这样就产生了忧虑。

忧是"七情"之一，"七情"就是人的一种正常的心理体验。所以《黄帝内经》当中也说过**"有喜有怒，有忧有丧，有泽有燥，此象之常也。"**就是认为人的"七情"，如喜、怒、忧、悲等，就像日月星辰一样，是一种正常的现象，所以不要过多去担心它。虽然忧的情绪表现和心理体验都不是非常愉快，但它对人体的危害也不至于太大，但如果是过忧了，而且时间比较长，对人体的刺激就比较大了，从而会产生危害，甚至会影响我们脏腑的功能。

在《诗经》当中有这样一段话，叫做"我心忧伤，惄焉如捣。"就是说，忧伤可以令我们心里如同有物捣心一样的难受。三国曹植的《释愁文》当中提到"形容枯悴，忧心如焚。"也是说焦虑、忧伤会损害我们的身体，使得我们内心非常焦躁，对人体产生一定损害。

❀ 二、过忧的弊端

（一）忧伤脾

第一个方面，由于忧跟思相近，《黄帝内经》认为，忧可以伤脾。

脾是主运化水谷精微的，当水谷入胃以后，经过消化，脾能将这些营养物质敷布到我们全身，滋养到各个脏腑，糟粕的东西就排出了体外。如果过忧，就会导致脾胃的这些功能出现障碍。

我有一位40多岁的女性患者，她是一个朋友介绍来的。这个朋友事先给我打电话，说这位患者是一个美食家，做东西特别好吃，尤其是做面包的技术比较高超，一点都不亚于面包房的师傅。我朋友家的小孩非常挑食，但是这位大姐做的面包，孩子却特别地爱吃。但是我这位朋友就告诉我说，这位美食家朋友最近不太舒服，以前她自己特爱做一些食物，还经常研究全国各地的食材。比如从海南背芒果，从甘肃庆阳那边买苹果，或是从黑龙江五常去找好大米等等。但是最近这一段时间她却突然不找道地食材了，而且约好几次聚会也没到场。一问之下才知道她近来经常感觉胃脘不舒服，堵闷难受，因此不想吃东西，也没有精力去研究食材，整天疲乏无力，不愿意活动。所以我的这位朋友就让我赶紧给她治一治，因为如果这位美食家朋友病情进一步发展的话，会直接影响到他们家挑嘴孩子的生活水平。

等到这位患者一来门诊，我一看她的脸色发黄，一点精神头都没有。她说自己感觉疲乏无力，总想躺着，而且脘腹胀满，没有食欲，而且失眠多梦，舌苔色白厚腻。我问她原因，这个美食家患者开始跟我说，她前一段时间刚接手一个项目，后来发现这个项目在立项的时候有漏洞，她就担心这项目会出现各种问题，甚至完成不了。而她目前也没有很好的办法去解决问题，于是她整天操心于此，久而久之，就出现了以上症状。由此可见，这些症状是过思导致的。

我刚才提到了，担忧、忧伤都跟脾有密切关系。我们都说"**思则气结**"，也就是说忧思可以伤脾，当脾的气机运化不力，导致气凝结郁滞，进一步产生了这些症状。另一方面脾负责运化我们的精微物质，当这个营养物质不能顺畅的生出来，而浊气又排不出去时，就导致了气结，使脾受伤了，于是也就出现脸色发黄，胸口满闷这些症状。所以我们说，忧可以伤脾。

（二）忧伤肺

第二个方面，当人比较郁闷、比较忧愁的时候，都不太爱说话，经常自己一个人闷闷地在那儿待着。这也在说明一个什么问题呢？就是《黄帝内经》提出来的，忧是肺之志，肺在志为忧，忧可以伤肺。在《黄帝内经》当中专门有一篇叫做《忧恚无言》，这个忧就是指忧愤、忧愁了，而恚代表一种愤怒，这些都可以导致无言，也就是会发不出声音来。前面我们已经说过了，忧跟悲有关系。在《内经》当中又讲"悲则气消"，悲会消耗我们人体的气，这个气就是我们说话、唱歌时依靠的人体之气。但是过度忧悲伤气以后，气不足了，就会很难发出声音来。所以忧愁、忧伤的人容易不爱说话，而且长吁短叹。如果过度忧伤或是情志刺激，导致伤肺以后，由于肺主咽喉，因此也可以伤害咽喉，导致咽喉发声无力。所以中医将突然受到忧伤的事而导致的不能发出声音称作"情志喑"，西医也称作"癔病性失音"，属于神经官能症的范畴。此外，肺主管人体气机升降，可以把气宣散到全身，忧伤肺以后，肺不能把津液、水谷精微宣散到全身，反而聚集在某个地方。如果聚集在咽喉部位，就会形成这种病症，中年妇女尤其是性格比较内向、比较忧郁的人得的比较多。有的患者来求诊，说总是感觉有个东西在嗓子堵着，咽也咽不下去，吐也吐不出来，这便是梅核气。中医所谓的梅核气是由于气机宣降不利，导致水液分布不好，凝炼成痰、痰气互结，结在肺所主的咽喉这个部位。咽喉一堵，就出现吐不出来，咽不下去的状况，心情就会比较烦躁。这个病的发生跟长期忧郁有密切关系，所以说，忧跟肺之间的联系非常密切。

（三）忧影响气机运行

第三个方面，忧伤肺与忧伤脾有一个共同点——都容易让人产生堵、闷的状况，所以说，忧与我们人体气的运行是有密切关系的。当出现气的运行被堵塞的情况时，有可能此时根本的病机责之于忧。所以《黄帝内经》讲："**愁忧者，气闭塞而不行。**"意思是人过度忧愁以后，气机就容易堵塞、不能正常运行。而我们人体的血、津液的敷布都是靠着气的推动，以气为之帅，带领着血液津液进行分布。如果气机闭塞，这血与津液也就容易停留。如果停留在咽喉部，就可能形成梅核气，停留在脾胃，就可能导致脘腹胀满。如果是停留在其他部位也很容易形成包块，而中医则把这些包块称为积聚，有一部分积聚就会形成我们今天所说的肿瘤。所以现在也有这样一个观点，肿瘤的发病原因是跟人的情绪有着密切的关系。

研究表明，肿瘤患者的发病都跟其性格、情绪有密切关系，尤其是现在叫的C型人格。C型人格的人比较消极，害怕竞争，逆来顺受，有气就往肚子里咽，不说出去，爱生闷气。像这样的人爱忧郁，也就可能好发肿瘤，像乳腺增生、乳腺癌、宫颈癌、子宫肌瘤、肝癌等，都与情绪是有密切关系。《黄帝内经》中也很明确提到："**卒然外中于寒，若内伤于忧怒，则气上逆，气上逆则六输不通，温气不行，凝血蕴里而不散，津液涩渗，著而不去，而积皆成矣。**"这番话是说人突然外中于寒，外寒是一个外界条件，然后又内伤于忧怒。其实，从另一个角度也是说明有郁怒的这些人，就容易感受寒邪，因为郁怒会导致气血凝结，当气血流动不畅，气机闭塞，就很容易招致外寒，而外寒又给我们的气血凝结提供一个条件，使其更容易发生积聚，就容易生出这种肿瘤。

忧怒、忧愁除了容易导致气血积聚、诱发肿瘤之外，还容易对人体造成什么影响呢？有些人也会观察到，爱生气的人，爱想问题的人，平常比较忧郁的人通常睡眠大多都不太好，容易失眠。《黄帝内经》认为，入睡是因为到晚上时，人体的阳气会从外表进入到体内，这样人就进入睡眠状态。但是如果气机不畅、气机闭塞，导致阳气不能从表入里，当阳气不能内藏时，人就会失眠。在《诗经》当中对于这个忧有一个生动的描述，叫做"求之不得，寤寐思服。悠哉悠哉，辗转反侧。"这是对一个忧的人失眠时候的表述。形容那种翻来覆去，辗转反侧睡不着觉，就是由于他在思虑，在想一些事情，这就是忧的表现。

还有过这样的传说，有的人因为忧愁，一夜白了头。历史上有个故事，是说伍子胥一夜白了头。伍子胥是春秋战国时期的一位军事家，他本来是楚国人，才华横溢，性子刚强，不轻易服软。后来受到了陷害，遭到楚平王的追杀，要逃到吴国去。去往吴国的路途中要过昭关，昭关是在两山之间，前面有江河，要过这关很不容易，因为到处有人在通缉伍子胥，于是他就只好躲进旁边的山林之内。恰巧遇到了传说中扁鹊的弟子，叫做东皋公的。这个东皋公认出了伍子胥，却没有去报官，反而很热情招待了伍子胥，还想方设法帮助伍子胥通过昭关。过了几天，伍子胥非常着急，问东皋公说到底有什么办法呢？东皋公说，我正在找一个非常重要的人物，等这个人来了，你的问题可能就解决了。结果伍子胥就越来越担心了，心想到底能不能相信这个东皋公呢？如果说要自己先逃了吧，那肯定死路一条，但再这样等下去，又要等到什么时候？自己心里也没底。于是他就整夜辗转反侧，不能入眠，结果到了第二天，众人发现伍子胥的头发竟然一夜全变白了。这个东皋公看见他了的样子，灵机一动，让伍子胥扮作仆人，就这样蒙混过关了。

那我们现实日常生活中，真的会有人一夜急白了头吗？我相信是有的，因为我遇到过这样的患者。当时有一个 32 岁的小伙子，可以说是年轻有为，他前一段时间接了一个项目，但由于合同有漏洞，所以亏空了一笔钱。而且，自己的资金又有点周转不开，于是他的心里特别焦急，特别担忧、发愁，于是在一夜之间头发就变白了，而且人也老了许多。

像这样的例子，我们其实常常能够见到，有的虽然没有到一夜白了头的程度，但是由于心理压力比较大，忧虑也比较多，导致本来黑黑的头发，逐渐就白了，有的双鬓斑白，有的人还出现斑秃，有一块不长头发了，这些都是由于忧愁导致气机闭塞，气机闭塞以后又可以化火，使得火热上攻，耗伤了我们的精血，进而影响到头发，导致头发变白了。有读者要问了，气机闭塞怎么就能化火了？其实我们日常生活中经常见到一些压力特别大、想法特别多又特别爱着急的人，经常可以见他们三天两头有嘴角起泡或者口舌生疮的情况，这就是中医所说的上火。而这个火就是由于忧愁、郁闷，使得气机闭塞、郁而化火形成的。所以，忧可以伤心，可以伤脾，可以伤肺，还可以导致气机闭塞，导致伤精耗血，危害很大。

（四）忧愁影响寿命

此外，过度忧愁、郁闷，甚至可能影响我们的寿命。柳宗元是唐代才华出众的文学家，但由于永贞变革以后，他被贬为永州司马。那个时候他才 33 岁，正是风华正茂、年富力强的时候，被贬以后仅过了两三年，他的身体就未老先衰，病魔缠身。从他的诗词当中就可以看出声声血，字字泪，不断在阐述自己的一些病态。比如柳宗元说"不食自饱"，就是没吃东西，这脘腹就已经胀满、感觉饱了，不想吃东西了，还有形容自己消瘦、忧虑、恐惧、善忘等，甚至连别人大声说话的时候他也会感觉到内心震颤。也就是说，在他 37 岁的时候就已经明显出现早衰了，而又过了几年，最后他是怎么样呢？形容憔悴，身患重疾，最终含恨长辞，那时他才 47 岁。

从 37 岁早衰一直到 47 岁早逝，这短短的十年，他非常忧愁。当然他的情况可能不仅有忧愁，还有忧思、忧患、忧伤，这几个因素叠加在一起，对他的影响确实很大。后世有人也对柳宗元的这种人格进行了一个评估和评判，最后发现柳宗元的心理健康极差，是一种焦虑型的人格特征，因此也断定他的死因可能是由焦虑过度诱发。

相比之下，当时与其一同遭贬的还有一个人物叫刘禹锡。这个刘禹锡就跟柳宗元不一样，他的性格开朗，不忧虑，不忧愁。所以刘禹锡就写出了这样的诗句，他说"百胜难虑敌，三折乃良医。人生不失意，焉能暴已知？"从他写出的这些东西就可以了解到，他看待挫折就跟柳宗元截然相反。其实刘禹锡的身体并不比柳宗元好，而且还比他差，但正因为刘禹锡有这样坚强的性格，有这样看待挫折的思想，所以他能够战胜病魔，比柳宗元多活了 23 年。

柳宗元被贬以后生活环境很差，那是不是说环境和生活因素对他的打击，对他的寿命影响也是很大？其实不完全是的。举个例子，有的人锦衣玉食，物质生活非常丰富，生活环境也非常好，但是他的寿命却很短，这个人就是光绪皇帝。光绪皇帝 4 岁登基，但是他的权力是慈禧太后在掌握。虽然他从小生活条件特别好，但是光绪皇帝的内心却是十分郁闷。自小开始，光绪皇帝就心胸郁闷，情志不畅。经过日久天长的影响，他的身体也日渐虚弱，后来便早早地过世了。所以说忧愁、忧郁按《内经》来讲，都属于神志的范畴。神志对我们的形体是有很大影响的，我们常讲形神一体，就是神主宰着形，因此忧愁、忧虑如果太过度的话，就会直接影响着我们的健康，所以要特别留心和注意。

⚙ 三、我们该如何对待忧

忧给我们带来诸多影响，难道我们一定要摆脱忧吗？这个忧就一无是处吗？其实也不尽然。我国传统文化当中提到的忧患意识、忧患思想，也有人把它称为忧乐思想。这方面的代表人物就是北宋名臣范仲淹。他在名篇《岳阳楼记》中写下"先天下之忧而忧，后天下之乐而乐。"这么一段名句广为流传，脍炙人口，他就是把忧和乐，以及先跟后构架成了一种辩证关系，把忧放在为国，因为先有为国家的、天下的、人民百姓的忧，然后才能有自身的乐，这是一种特别高尚的情怀。

我们讲的忧患跟我们所说的绝望、恐怖，绝不是一回事。忧患心理的形成是把吉凶成败，特别是那种具有远见、经过深思熟虑推测的吉凶成败来跟我们当下的行为密切结合，也就是说我们当下的行为，跟我们未来的吉凶成败是有密切关系的。因此我们对于自己现在的行为，就应该负责任，而且要把这种责任感变成一种动力，这就是忧患意识的体现。因此我们想要干成一件事，干好一件事，就要有忧患的意识和思想，从这个角度看，忧也不是一无是处的，也是我们人类前进的动力。

人无远虑必有近忧，保持适当的忧患意识，可以帮助我们前进，所以不要把忧患、忧郁当成一种负担，它其实也是生活的一种智慧。

那么说到这儿，可能大家也了解了，忧是一种正常的情志，我们应该学会很好地去利用它，让它变成我们前进的动力。对于过忧，我们就应该要尽量去避免它，防止过忧对我们人体产生危害。

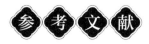

[1]　《灵枢经·百病始生》[M]. 人民卫生出版社，2016:115.

[2]　《黄帝内经素问·移精变气论》[M]. 人民卫生出版社，2016:57.

[3]　《黄帝内经素问·气交变大论》[M]. 人民卫生出版社，2016:283.

[4]　《黄帝内经素问·举痛论》[M]. 人民卫生出版社，2016:151.

[5]　《灵枢经·本神》[M]. 人民卫生出版社，2016:23.

第九集
不要忧郁的气质

　　现在有一句很流行的话，叫做"忧郁的气质"，似乎是以忧郁为美，以追求忧郁为时尚。但在老百姓口中有这样一句俗语，叫做"愁一愁，白了头"，这个俗语告诉我们忧郁是一种不太好、不太能够让人接受的情绪。那忧郁到底是什么？到底是我们应当追寻的那种范儿，还是应当摒弃的情绪？这一集，我们就来谈谈这个话题。

　　中医认为忧是"七情"之一，是一个人正常的情志表现。在《黄帝内经》中说道：**"有喜有怒，有忧有丧，有泽有燥"**，这是人之常情，就像日月东升西落，像四季更替轮换，都是自然界正常的变化。因为我们有了七情的变化，人生才显得多姿多彩。当然，如果过忧，也就会产生危害。

一、忧是如何产生的

　　忧这种情志是怎么产生的？又是什么让人们表现出忧这种情志呢？

　　其中最主要的一个影响因素就是外因，也就是说外界的事物影响了我们，导致了这种忧愁、忧伤的表现。此外，人情志的形成又跟我们的脏腑有密切关系，人们接触了外界事物，引起了脏腑功能变化，进而导致了情志的变化。如古人所言"与物相接",导致了情志的产生。

（一）被环境影响的忧

我们看外界的变化,首先跟四季是有关系的。《黄帝内经》中称:**"人以天地之气生,四时之法成。"**这就说明,人生活在自然界当中,就会时刻受到自然界变化的影响。所以自然界的四时变化会影响着我们的情绪,影响我们的情志。而且你看忧这个情志是跟谁相通呢?其实是肺之志,也就是在脏为肺,肺在志为忧。《黄帝内经》也同样提出来过忧可以伤肺。而肺这个脏腑,我们在讲《黄帝内经》五脏篇的时候也提到了,肺跟秋季相通,所以一到秋天,秋风一刮,树叶也掉了,树枝也干枯了,万物就容易出现一种蜷缩状态。因此受到自然界这种景象的影响,人的情志也不免容易产生一种忧伤、忧愁的情绪。所以从四季来讲,秋天人容易产生忧这种情志。

当然到了冬天,白雪皑皑,生机都不见了,小动物们也都蛰藏起来了。这种表现按《内经》当中讲要**"无外其志"**,是说我们的情志到了冬天要收敛起来,精神要内收起来,不能表现在外。如果人的情志不表现在外,会表情淡漠,也可以归为一种忧愁、忧伤的表现了。因此秋天也好,冬天也好,都是影响我们产生忧伤、忧愁、忧思的一个主要的外在因素。

除了外在因素,还有社会因素。现在人们的生活压力大,事情繁多,人们经常有干不完的活儿,而且干完一件又一件,刚说干完这件能稍微轻松一点,但下一件工作就已经接上了,这样总是绷着,压力就会比较大。再加上有的人可能原来比较富有,后来变得比较贫穷;或是原来社会地位比较高,现在社会地位差一点;或由于社会的变迁;

或由于家里有人去世、或者是离开等，这些社会因素的变化都会影响到我们，使得我们容易产生忧伤、忧愁的情志。

我在临床上就见过一位 60 多岁的男士，他当时到门诊来看病，面无表情。他的主诉是心烦、胸闷，而且伴有心慌气短，你一摸他的脉，跳着跳着就停一下，他自己说有时候能感觉到心跳。另外，这人全身也是乏力的状态，干什么事也都觉得没兴趣，也不愿意跟人多说话，整个看诊的过程都是他的儿子悄悄地来跟我说的，基本上都是他儿子在那儿代述。他儿子说他原来是一个油田的小领导，之前还在上班的时候，就天天带一群工人在野外进行工作，虽然比较累，但却比较开心。因为他跟那些工人也混得跟亲兄弟一样，60 岁退休以后，他就回家去了，也就离开那些工人兄弟了。回家以后无所事事，他有时想打个电话去关心关心那帮兄弟，又害怕新的领导不乐意。因为你都退休了，还老关心其他的人干嘛？所以他也就不好意思去打电话。就这样时间一长，他慢慢也不爱说话了，也不爱吃饭了，身体也是一天天消瘦下来，慢慢地胸口也感觉到闷，感觉气也不够用，有的时候心脏还会突突突地跳。后来去查心电图，发现有二联律、三联律。

其实这就是一个人退休之后，离开了原来的工作岗位和原来亲如兄弟的那些伙伴，经常自己一个人待着，出现了一种忧伤、忧愁的情况，这与其外界的影响密不可分。

在《黄帝内经》当中，把这种情况称为**"离绝菀结，忧恐喜怒，五脏空虚，血气离守。"**就是说，如果人出现了离别，而导致了这些情志郁结、喜怒的表现，可能也会影响我们内在的脏腑，使得我们血气离守，血气虚衰。

这种情况在《内经》当中也有提到：**"六十岁，心气始衰。"**我们人生长发育的过程，其实就是由生到长、到成熟，然后到衰退、离亡的过程，也就是生长壮老已的一个过程。其中在 60 岁左右的时候，心脏就开始衰了，所以就出现了苦、忧、悲的这些表现。我们知道，心是主神明的，当神气衰了，人的情志也就容易产生一些相应的变化，于是就产生了善忧悲、多愁善感的情绪表现，这都是人在生长发育过程当中的正常表现。在现今社会，60 岁跟我们的退休年龄正好是连起来的，所以现在很多到 60 岁左右退休的人，也就容易受到这个方面的影响。这个时候我们就更应该注意情绪变化，多去移情易性，转移自己的一些注意力，试着把这种忧伤的情绪排解出来，来调整好自己的心态。

（二）因人而异的忧

我刚才说的是偏于外因的变化。其实除了外因之外，还有一部分内因的作用，这一点恐怕大家也都知道，我们有时候会说，有些事情是喜者见喜，忧者见忧。虽然是同一个事情，但是不同性格的人去看它，可能结果就不一样了，发生的改变也不同。比如对同样的一件事，有的人可能是一笑了之，有的人可能就耿耿于怀，这就是内因所导致的。

所以在《黄帝内经》当中就认为说情志的产生是"**人有五脏化五气，以生喜怒悲忧恐。**"也就是说，情志的产生虽然有外界因素的刺激，但是更重要的可能还是跟我们内在五脏的强弱密切关联的。

在内因当中，我们首先要提到的恐就跟我们的先天是有密切关系的。我们前面也提到，人的先天禀赋是不一样的，由于先天禀赋不一样，导致产生出来的一些情绪变化和一些病症也会不一样。一般而言，像这种体质偏实的人，也就是正气不虚的人，他们产生出来的情志可能就多偏喜、怒这样的表现；而体质偏于虚的人，可能产生出来就是多忧、多悲的变化。在《黄帝内经》中也对这一点做了特别的阐发。在《灵枢》的《本脏》篇就记载了这么一段原文："**五脏皆小者，少病，苦燋心，大愁忧；五脏皆大者，缓于事，难使以忧。**"就是用五脏的大和小来代表人体先天禀赋的差异。他说五脏偏小的人，由于其心气、神气是内藏的，这样的人容易受到情绪的影响，所以经常出现像焦虑、忧愁的病变。同时，在《本脏》篇还特别提到了心脏大小对情绪的影响，说："**心小则安，邪弗能伤，易伤以忧。**"这个忧就是忧愁，也就是忧愁容易伤心脏小的人。而"**心大则忧不能伤，易伤于邪。**"说这人如果心大，像忧愁、忧伤这种情志就不容易伤着他，因为他的心大，神气旺，在情志上的这些事不容易让他受伤，情志不容易伤他，但是外邪可能就容易伤他了，所以又叫"易伤于邪"。这里要特别注意的是，五脏大和小，或者说心脏大和小，不要仅仅理解为人体脏腑外形的大或小，这不是一个解剖实体的概念。而是偏于描写我们性格的一个特点，可以理解为一个心胸比较开阔的人和心眼比较窄小的人的差异，也就是说，有些人对一些事情天生就特别容易在意，有些人也把它称作神经质，像这样的人，就是心眼比较小的人，也容易受到这种情志的伤害，容易产生这种忧愁、忧伤、忧思的情志。而那种心胸比较开朗的人，对什么事都不太在意的人，可能就不太容易产生这种忧愁、忧伤的情志了。

另外，不同个体面对同一件事，在忧的程度上也会有不同，面对同一件事，每个人可能会有不同的看法。有这么一个寓言故事，两个人在沙漠上缺水了，一个乐观的人还有半袋水，所以非常地高兴，说还有半袋水可以救命。但是那个悲观的人看了半袋水以后，他就高兴不起来了，因为他想到的是怎么只有半袋水了，这还够用吗？两者的反应是不太一样的。

所以说先天禀赋，或是先天性格特点，也是忧愁程度的一个影响因素，正如，《内经》当中的观点，如果这个人正气充盛，个体素质比较强壮，就不容易受到不良情志伤害。《黄帝内经》一直在反复强调正气在防止我们身体发病当中的重要意义，所以说"正气存内，邪不可干。"而且还提到"勇者气行则已"，而"怯者则着而为病"。这都在说明正气的充盛是影响发病的一个关键因素。勇者就是正气旺盛之人，体质强壮之人，像这样的人就不容易产生毛病，不管是什么邪气侵犯他，或是情志侵扰他了，也只是一过而已。而怯者，也就是整体偏虚的人，体质不强壮的人，就容易受到这些刺激而产生疾病了。所以在临床当中，我们最大的一个感受就是得久病、慢病的人，可能这种忧郁、忧愁的情绪比较多见。因为他经常在担心这个疾病能不能好，或是能好到什么程度？什么时候能好？担心多了，这些负面情绪也就自然而然地表露出来了。

你看一些癌症患者，他自己在得癌症之前可能还没有那么忧郁，结果一旦知道自己是得癌症之后，他的情绪也就完全发生了改变。所以反而是得了癌症以后，这个正气越来越虚弱，这就是不良的情绪在他身体上所造成的伤害。所以大部分的肿瘤患者的精神状态都不是特别好，像这种抑郁、忧愁、忧伤的状态也是比较常见的。

二、正确面对忧郁

对于这些忧郁比较明显，或是过于忧伤，由于情志导致疾病的情况，我们又该怎么去面对呢？这也是我们这集要谈的一个话题。因为忧伤的情绪毕竟不是十分好的情绪，所以我们应该试着去消除它，不要让它进一步"着而为病"，对我们的身体造成影响。

我们有这么几个方法来应对忧愁、忧虑：

第一，就是与诱因达成和解。因为无论是外因还是内因，我们的忧虑、忧愁往往是有着明确的事件所导致的。也就是有一个比较明确的事情所引发，如果我们不能消除诱因，那么需要与诱因达成和解。

比如说，有些学生快到期末考试的时候就开始忧虑，觉得自己没有复习好功课，特别担心考试会考不好。而期末考试这件事我们是没办法改变的，但是可以通过采取一定的行动，调整自己的心态来消除忧虑的情绪。比如每天都努力复习功课，找同学帮助解决不懂的问题，把自己的注意力放在复习知识上面，对于考试的结果不去过多地猜想，保持积极乐观的心态。这样忧愁的情绪自然也就能少一些。

第二，改变个人的判断结果。这是说要保持一种积极乐观的心态。对于一些难以把握，或者难以预测的事情的发展和结果，尽量让自己往好的方面去想，或者保持一颗平常心，这样也能够减少忧愁。

第三，直接去除诱因。有些人是根据自己的经验去判断，所以我们讲要消除产生忧虑、忧愁的原因，也就是要把这个关注的对象消除。再就是在他的判断标准上要下功夫，让他对最后那个判断结果不会再产生忧虑，其实古人在这方面还是比较有经验的。

唐代有一个人叫甘伯宗，他著有一本书叫《名医录》，当中就记载了这么一个医案。他说一位姓徐的官员有一位女儿还没有出嫁，而且面黄肌瘦，好像是得了痨病，于是他就求了很多医生去治疗，但是病都不见好。后来他听说有一位大医生叫靖公，医术非常高明，于是就把他请来诊治他的女儿。靖公诊完脉以后说，她的寸脉微浮而弱，寸脉也就是指我们的心脉，这说明心气不足，而且是忧虑过度所导致的气郁胸中所产生的病症。然后他就问她这个病有没有什么诱因。这位姓徐的官员就开始给他讲。他说他的女儿有一次睡眠的时候大喊大叫，说她梦见吞了一条蛇，自此以后她就开始得病了。整天心胸满闷、又不吃东西，晚上睡眠也不好，慢慢就面黄肌瘦，跟犯了痨病一样，身体也消瘦下来了。这位医生一听，就说既然是吃了一条蛇，那我就给你一点斩蛇丹吃，让你把这条蛇给它拉出去，这不就好了吗？于是他就给这位姓徐官员的女儿弄好了药，让她吃了下去。结果吃完以后，果然拉了一条蛇出来，自此以后，这个患者的病就好了。

这儿可能就有人问这位医生说，你给她的药是真的让她拉出一条蛇来了吗？那当然是不可能的。他说这个患者得病是因为梦见吃了一条蛇，但是真的吃了吗？其实没吃，医生是对她进行了心理调治，所以根本不是让她真的从身体中拉出一条蛇来，而是用了一个障眼法，让患者以为自己就是拉出一条蛇来了，也就是给了她一些泻药，让她通了一下大便，就好像是把这条蛇给拉出去了。这就是把产生忧郁的原因给消除了，这个疾病也就慢慢好了。

无独有偶，在古人的病例当中还记载着这样的一个病例。清代名医俞震著有一本《古今医案》，书中记载有个人在亲戚家里饮酒过度，结果喝得大醉以后，旁边的人就把他扶到了草坪的一个阳台上去，后来这个人半夜以后酒气慢慢退去了，有点苏醒过来了，感觉到自己非常口渴，于是就各处去找水。就在阳台旁边的一个石槽上舀了一碗水喝，喝完了又睡着了。结果早晨起来看到石槽里边有很多红色的小虫子，他一看心里大惊，就开始担心自己喝了很多小虫子进去，这下肚子里头不全是虫子了？于是他就慢慢出现满腹胀满，吃不下东西也喝不下水的症状，慢慢地也睡不着觉，人也一天天憔悴下来。当然家人也找了很多大夫去给他治病。你觉得治得好吗？医生要把它腹中的那些小虫子都消灭了才行。最后家人找到了吴球，一位大医家。吴球一听，说这好办，这是一种什么病症呢？我们现在也称为疑病症。医生得让他能够相信他已经把腹中的这些虫子全拉出去了，这个病就能好了。但是怎么使他相信呢？于是吴球就找来一些红色的小绳，剪成一段一段的，然后又用点巴豆，又搁了点米饭，一起捣碎弄成了小丸让他吃。当然吃的这个丸药还不能让他看见，所以就让他在黑屋子里头把这些小药丸给吃下去，然后再给他屋子里放一个便盆，在这便盆里搁点清水，让他晚上如果想如厕就直接拉在上面就行了。

这个患者吃完药丸以后，到了半夜，果然就要腹泻，于是就直接在便盆里拉了。腹泻完第二天，他打开窗户一看这便盆里，因为里头还了放点清水，发现上面飘了很多小红绳，也就是没被消化的剪碎的那些小绳，接着这大夫就跟患者说，你看看你吃进去的那些小红虫子都拉出来了。

从这儿以后，这个患者果然慢慢一天天好转，后来吴球又用一些调胃的药物给他加以调养，患者就这样渐渐恢复起来了，病也就好了。我说这个故事是什么意思呢？目的就是说明去除忧愁、忧郁的诱因，有助于恢复健康。这也正是《黄帝内经》当中所说的**"治病必求于本"**，将引起疾病的根本给去除了，疾病才有可能真正治愈。

除了要去除直接诱因外，我们前面也讲了，忧愁是一种情志，情志当中都存在以情胜情的治疗方法，我们前面讲到喜的时候、讲怒的时候，也都谈到了这一点。那么谁来胜忧呢？忧是一种偏于阴性的情志，低沉、偏静，那么这种偏于阴性的情志我们该用什么来去制约它呢？这就应该用一种喜的情志来去制约它，也就是所谓的喜胜忧，这也是用阳治阴的方法去调治，其实这样的医案在古人的著作当中也有很多记载的。

像张从正的《儒门事亲》当中也记载了这样的一个医案，说有一个患者，因为父亲被贼人杀死而出现过度的忧郁，导致他感觉心中就好像一直有一个大石头压在这儿，就像结块一样，疼痛难忍。于是张从正就学着像巫婆那样又唱又跳，又开玩笑，逗得这个患者开怀大笑，结果几天以后，他心下的这种结块感就慢慢地消除了，最后没有吃药，病也就好了，这就是用喜胜忧的方法，通过调畅心气，使这个阻滞的气机被打开，同时也符合以情胜情的治疗方法。

除此之外，我前面也提到对于这种忧郁、忧愁的患者，你看他是不是老在想着一个事情？老就着一个问题去纠结？这个问题还没有答案，也不知道该如何去处理，就容易发愁、疑虑。那么在这个时候，我们是不是也可以用一些其他的方法来使他移情易性。换句话说，就是让他转变一下，不再持续关注这个问题，其实像这样的方法应该还是很多的，例如音乐疗法、绘画疗法，还有书法、钓鱼、下棋、做气功、跳广场舞等，这些都属于移情易性的方法。

尤其是刚才我提到的，对于那些 60 岁左右，已经退休离开原来工作岗位的人。就像我刚刚提到那个离开了原来一些和睦的兄弟的患者，可能退休回到家里，就整天无所事事，这时人就沉寂下来，开始忧伤、忧愁。这个时候，你是不是可以找个老年大学上一上？或是尝试练练书法、绘画，也有人会把晚年学习绘画当作一种营生。

我就遇到过一位退休的老人，因为喜欢画鸟、画花草，最后还把他画的这个鸟和花草的图做成日历送给过我，所以慢慢地那些忧愁、忧伤他也就不去想了。这就是一个移情易性的方法，把自己的注意力转移到其他事情上，渐渐就把这些不太好的忧愁、忧虑摒弃了。也有的人迷上了钓鱼，有的大妈迷上了广场舞，还把它当作是一个追求、一个目标，这样也就不再容易产生忧愁了。我觉得这确实是一种比较好的方法，值得提倡。

另外也有人说，如果产生忧愁、忧伤，老解决不了，能不能吃一些中药去治疗治疗？我说对于有这样疾患的人，一定要注意及时就医，该吃药还是要吃药的。

不过，中医方法可以配合其他方法来辅助治疗。有些中药可以用来行气解郁，像茉莉花、菊花、玫瑰花、百合花等都可以。甚至也可以喝一点郁金、合欢花、百合冲泡的茶，这也是可以的。中医讲花具有一种发散的性质，因为花是往上开的，所以大部分的花是升散的，升散就可以解郁，可以行气，也就可以被容易忧伤、忧愁的人来调节心情使用。

当然也有人会说在日常生活当中，如果感觉忧愁、忧郁了，可以适当多吃一点甜食，甚至还说女孩吃点巧克力就可以不悲伤，其实这也有一定道理的。中医讲，甘入脾，而脾居中央，由于脾主运化，它可以把这个影响布散到四脏。所以吃甘味、吃甜食以后，可以补益脾气，使我们脾气四散，这本身就是一种行气。《黄帝内经》说**"辛甘发散为阳"**，它把甘味称作发散之味，有利于行气、解郁，进而解忧。

另外，我们说过忧是跟肺相对应的。那么，如果是由于肺气不足而产生的忧虑的情志，也可以通过补脾来调理。因为脾跟肺又是母子关系，脾是属土的，肺是属于金，这在五行上是属于相生关系。所以你吃甘味以后可以补土，进而土又去生金，这也就是中医所说的"培土生金"，也就是说吃甘味也有利于补益我们的肺气，进而缓解我们忧郁、忧伤的情绪。

这两集我们谈了忧的一些含义，过忧的一些表现，以及过忧会对人体产生的一些危害。当然我们在这里也一再强调，忧是一个正常的情志，有忧的人不必过于去关心它，当它就是一个一般的情志，但是过忧是不好的，应该加以治疗，应该给予面对。

另外我们也提到了，有一些忧患意识，也是一种好事，这可以作为我们前进过程当中干事业的一种动力。忧有它的危害性，而且产生忧既有内因，也有外因，因此我也希望大家能真正去了解忧愁、忧伤、忧郁的这种情志和它的本质，并正确地面对。

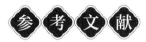

[1] 《黄帝内经素问·气交变大论》[M]. 人民卫生出版社，2016:283.

[2] 《黄帝内经素问·宝命全形论》[M]. 人民卫生出版社，2016:108.

[3] 《黄帝内经素问·四气调神大论》[M]. 人民卫生出版社，2016:7.

[4] 《黄帝内经素问·疏五过论》[M]. 人民卫生出版社，2016:374.

[5] 《灵枢经·天年》[M]. 人民卫生出版社，2016:97.

[6] 《黄帝内经素问·阴阳应象大论》[M]. 人民卫生出版社，2016:21,23.

[7] 《灵枢经·本脏》[M]. 人民卫生出版社，2016:86,87.

[8] 《黄帝内经素问·刺法论》[M]. 人民卫生出版社，2016:391.

[9] 《黄帝内经素问·经脉别论》[M]. 人民卫生出版社，2016:94.

第十集
上下求索的思

我有一位女学生，毕业以后从事中医药相关的行政工作，前一段时间她回到大学来看望我。我看到她脸色有点萎黄，精神状态不佳，面容疲倦。于是问她，近期是不是比较劳累？她说最近到了年底，需要写各种总结报告，同时还要对外写一些文稿，所以工作压力较大，需要思虑的事情较多，颇有一种"吟安一个字，捻断数茎须"的感觉。实际上这句话也是说，思考的这件事情想得比较深，比较集中，用脑过度，这是过思的一种表现。

❀ 一、翻来覆去的思

《黄帝内经》认为，思就是我们所说的反复思考。《灵枢·本神》云："**意之所存谓之志，因志而存变谓之思**"。思是我们认知的一个过程，也是整个认知过程当中的一个阶段。《黄帝内经》以"**任物者谓之心，心有所忆谓之意，意之所存谓之志，因志而存变谓之思，因思而远慕谓之虑**"，完整地概括整个认知过程。我们要想认知事物，首先需要接触这个事物，叫"所以任物"，任物就是接触这个事物，接触这个事物才有感觉，才有知觉，有了感知觉以后，再加上以往的那些经验，叫"**心有所忆谓之意**"，然后才会有一些想法。我们的想法有很多，不是说每个想法都是需要去做的，你要想干的这件事，就存留下来了，所以他叫"**意之所存谓之志**"，这就是我们形成的所谓的志向。那么这个志向、这个目标存留下来以后，你得根据实际情况来去修正你这个目标，研究你这个目标到底怎么去干，用什么方式去干，用什么样的方法，目标是大了还是小了，需要我们去修整，这个过程称为思。

不过只有思是不行的，需要结合未来，这就是所谓的虑，《黄帝内经》称为"**因思而远慕谓之虑**"，所以我们经常把这个虑称作顾虑。什么叫顾虑？瞻前顾后，想得比较远，想未来想结果想得比较多，就形成了所谓的虑了。

由此我们可以看到，这个思实际上是我们认知过程当中一个非常关键的阶段，这是一个过程，也是一个重要的环节。没有这个环节，恐怕整个认知过程也就无法形成了。

二、七情中的思

我们今天要讲"七情"当中的"思"，就是反复思考、认知过程的这个"思"吗？我们认为不应该等同。因为"七情"是情绪的一种体验、心理的一种表现，所以它还不是一个思考的过程，而是这种思考过程的一种情绪体验，一种心理的表达。

那么这个"七情"里的思应该怎么去理解呢？那就是反复思考，对于一件事情，思考得比较多的一种情绪体验。"七情"当中，有积极的情志，有消极的情志，喜就是积极的情志，怒、悲这些就是消极的情志。那这个思，它是一种什么情志呢？有时候古人讲，思实际上不阴不阳，是一种中性的情志。也就说有的时候，它就偏于一种积极的，有的时候它就偏于消极的。严格地说，实际上"七情"的所有情志都是以思这个情志作为基础的，无思则不可能形成"七情"中其他的情志。比如喜这个情志，当人们听相声，会在那儿哈哈大笑，其实人们得听完这个相声、这个故事后，再经过思考，觉得好笑你才会笑出来。怒也是一样，当你接触了使你发怒的事，你得先感觉到它能使你发怒，这也是思考出来的。不过，思这种情志在有些情志里面表现得比较充分，在有些情志当中表现得比较短暂。所以刚才我提到无论是喜还是怒，这里边的思虽然是个基础，但是它表现得比较短暂，只是一带而过。但在有些情志当中的表现就会比较漫长，甚至伴随着整个情志，比如说忧，无思不成忧，当你悲伤时，你没有思怎么能悲伤呢？包括我们说的恐，这个恐是害怕，但前提是你得先想，是越想越害怕，这个时候它可能就伴随得比较长。因此，古人就认为思是中性的，但更多的时候思可能是跟忧、悲、恐结合得更多一些。所以我们谈思，往往是带有一种什么情绪呢？就是忧伤、发愁、悲伤。

当然，思还有一种意思，指思念，说的是一个人过多回忆、想念某一人物或地方，沉浸在里边，思念也是思的一种表现。

思有这么多表现，而且在"七情"当中它也是一个正常的情志，也是我们"七情"的一个基础，我们认知过程中的起始，因此思在我们日常生活当中是不可缺少的。

❀ 三、思与行动的关系

有一个故事，说一个小孩，他上学的时候，学校只有一个班级，这个班级的老师也是校长，结果老师发现这个孩子上课的时候有一毛病，特别爱刨根问底，按校长来说就是经常问一些不着调的东西，比如说，这个风是怎么形成的？怎么它就会刮风了呢？说 1+1 它是等于 2，它怎么不等于 4？结果问来问去，把校长给惹怒了，仅仅三个月下来，校长就受不了了。校长就以这学生是个低能儿的名义把他赶出了学校，不让他在这儿读书。而这个小孩的母亲在另一所学校当老师，她从来不认为自己的孩子是个低能儿，只是认为这个孩子特别爱思考，总是会问一些很多时候常人都不会去想的问题，于是她决定自己去教育他，也让孩子去做些实验。这个故事里爱问问题的孩子就是伟大的发明家、电灯泡的发明人爱迪生。这个孩子不仅爱思考，而且很多时候都会把思考付诸于行动。

有一天，到了吃饭的时候，父母看不见爱迪生了，到处找不着他，于是父母就各处去寻找，结果找了一天，到傍晚才发现他在离他们家不远的场院里，发现爱迪生正趴在草堆上，而这个草堆上呢，还放了很多鸡蛋，父母问他干嘛呢，他说我正在孵小鸡。他父亲听了又气又笑，把他拉起来了说，鸡才能孵小鸡，人怎么能够孵小鸡呢？爱迪生就反问了，说鸡为什么能够孵小鸡，人为什么就不能孵呢？我就要做做实验，看人能不能孵出来。如果说爱迪生仅仅停留在思考的阶段，不去付诸行动的话，可能也永远成不了发明家。当然，现代科技发达，对于很多问题的探索不一定都要通过行动来验证了，因为我们已经有了很成熟的知识体系和发达的信息传播系统，对一个问题的解答更容易了，不过从庞杂的信息里提取真正有价值的结论，依然需要我们的思考与甄别。

四、过思的表现

《论语》当中也提到，凡事应该"三思而后行"，这是在劝人做事不要鲁莽，应该谨慎行事，这样成功的可能性才能大一些。但是我们又反过来说，人又不能过思，不能老沉浸于这种思考当中，百般不得其解，恐怕这样也很难成就一些大事。而且，也可能会为我们身体上平添一些疾病。

说到思，可能很多人会想到雕塑家罗丹的作品"思想者"。这个雕塑塑造了一个强壮的男子弯着腰，屈着膝，手托着下颌，眼中是一种深沉的目光，表现出来的是全神贯注地在思考一些事情。

我们虽然不知道这个动作，即一个人睁着眼睛，聚精会神，而且用牙咬着笔、手指头或拳头的这种姿势是得益于这个雕塑思想者，还是罗丹遍访了各族的人，根据这个深思熟虑的表现才打造成了这个思想者的雕塑，这之间我们不得而知。但是要跟大家说明的是，这个思的表现是什么呢？就像这样全神贯注，用牙咬着笔，或者咬着拳头的一种形态，如同这个人正在全神贯注地思考一些问题，这好像就是思的一个典型的表现。

那么过思还有什么其他的表现吗？在《戴东原先生轶事》这本书里记载了清代著名学者戴震的一则轶事。故事中说，戴震非常热爱读书，经常读书读到半夜，她夫人就给他送去粽子糖充饥，结果等吃完了他才发现，自己刚才是蘸着墨水吃下去的。这就是由于过思以后，无论吃什么可能都没有味道了。实际上这也是全神贯注于某一件事以后，对其他的事反应是迟钝的，也可以说对其他的事注意力是不够的，而且也有可能感觉不到其他的事，也就是对周围其他事件的反应也降低了。

我的门诊有一位小患者，是个高三的学生。这个孩子学习一直很不错，在班里排名都保持在前十名。结果有一段时间，进入到期中的模拟考试，他的名次突然落后了，成绩有些下降，第一次从前十名中跌了出去。原因是他这一段时间身体经常感觉到特别疲惫，记什么也记不住，题做了很多，但就是记不清，记忆力也下降了。家里人特别着急，以为他是得了什么病，或者大脑是用得过多了？赶紧就买了一些补养品给他吃，结果吃了这些补养品以后，反而造成脘腹胀满，不欲饮食，身体也一天一天消瘦下来。最后，饭也吃不进去，记忆力也差，睡眠也不是特别好，家里人特别担心，就赶紧来找我看病。

这是什么原因呢？我们说这就是由于过思，由于太紧张导致的过度思虑，因为这个孩子也特别想拿到好成绩。中医叫思伤脾。脾脏在志为思，而且说思可以伤脾。我以前也说过了，脾是**"仓廪之官，五味出焉"**，脾是主运化的。这里一定要注意，运和化是两个方面。化是指把我们吃进的水谷变成营养物质，变成糟粕，然后运是把营养物质输送到我们全身，糟粕排出体外，这就是脾主运化的功能。那么思伤脾，导致脾气功能下降以后，这种化的功能就减弱了，不能转变食物为营养的东西，这样就不能够营养全身的脏腑、心神，所以他的记忆力也就下降，聪明劲儿也就降低了。

此外，《黄帝内经》当中也讲，**"思则气结"**，**"思则心有所存，神有所归，正气留而不行，故气结矣"**。也就说当我们高度去重视一个事情的时候，这一块的气就结住了，而你不注意的那块感知觉就差了，神不主了，你也感觉不到了。所以刚才就像我说的，对周围其他的事情感知觉降低了，但是对于你所关注的这块感知觉是在增强的，而这个增强就是中医认为的，是气结住了，正气不怎么走了。所以你看脾胃也是，过思后脾胃可能就运不了，气机就结住了，因此就形成了脘腹胀满。脘腹胀满以后，浊气排不下去，营养运送不出来，所以表现为脘腹满满胀胀，东西也吃不进去，甚至还可能产生恶心、呕吐，食也不知味儿，就形成了这么一种状态，所以我们认为过思首先是影响脾胃的功能。

另外，过思以后可能考虑的事情就比较多，晚上做梦也经常能梦见思考的事情，这也就是我们时常说的日有所思，夜有所梦。成语典故当中的"南柯一梦""黄粱一梦"，实际上也就是由于太向往和追求荣华富贵，一天到晚总是在想这件事，结果做梦可能就梦见自己发大财了，做大官了，结果最后只是在梦里，是空欢喜一场。也就是说，思可能直接影响到梦，因此古人也有这样的看法，叫梦也是思，把梦看成思的延伸。

其实这种情况，也是很多见的。我的一个朋友，他到了年终考核的时期，以往年终考核，基本上都是写一篇总结，把工作进行叙述总结便可以了。结果今年单位有要求，说必须要通过业务考试。这可难为了我这位朋友，他就找了很多业务书去看，每天都翻了很多书，而且都十分认真去背诵，去学习，导致压力很大。后来他说晚上做梦，老梦见一个问题，梦见上高中学习的时候，拿起卷子要考试，结果拿起卷子来一看，发现什么都不会，最后就给吓醒了，这种情况我们很多人都有。一到压力大的时候、考虑的事情比较多的时候，往往会做这种梦。临近考试了，但是都没怎么复习，自己也会非常地紧张，这实际上就是思影响了我们的心神。

我刚才也说过，思可以伤脾，伤脾会导致营养不能滋养我们的心神，那么心神就不能很好地主我们的精神意识思维，因此反映出来的就是晚上可能经常有一些梦。思还可以消耗我们的精微物质，暗耗我们的气血。你想想，我们平常的一些工作，我们身体的一些运动，是不是要消耗我们的精血啊？实际上我们在想一些事的时候，是思维在运动，照样是要耗我们的气血和心神，而且由于过思以后伤害我们的精血，进而导致心神不被养，所以心神虚弱的梦可能就增多了。

思虑过多不仅是梦增多了，还有的患者会表现为失眠。由于心神不养人体，所以该睡眠的时候不能够入睡，人就会失眠。前一段我的门诊上来过一个女性患者，这是一个搞计算机软件的，她是计算机方面的在职研究生。她白天得工作，进行编程，然后晚上再写自己软件方面的论文，从11点、12点，一直到半夜1点或半夜2点以后才睡觉，而且很可能在两三点以后想睡时反而睡不着了。我第一次见到她，她面色萎黄，眼圈发黑，舌质淡，舌体胖大，边有齿痕，舌苔较多，身体疲乏，精神不足，记忆力下降了，思考问题也迟缓。

　　从中医角度来看，这是一种心脾两虚的证候。思可以伤脾，思也可以伤心，对于这种病症就应该补心、养脾。因此用归脾汤加减，也就是党参、黄芪、远志、龙眼肉、木香、枣仁等药物来补心益脾，后来经过这样的调治，她的情况就有了很大的改善。

　　现代化社会节奏比较紧张，人们作息时间也不规律，有些人容易经常出现入睡困难，夜间经常醒来，而且多梦、早醒等睡眠障碍问题。在我的门诊上，失眠患者就占了不少，经常有些人跟我说，只要你能让我睡一宿好觉，我就会非常有幸福感，非常高兴了。实际上失眠在《黄帝内经》当中称为"不寐"，也称作"不得眠"。思虑太过除了形成心脾两虚，还可以导致心肾不交。中医认为，心是在上边，心属火，肾是在下边，肾属水，人要想睡觉，上边的心火得往下走，下边的肾水得往上来，形成一个心肾相交的状态，这样人才能够入睡。如果心火往上炎，而肾水也不能够往上而是往下走，这样就形成了一个心肾相离，水火分离，像这样人可能就无法入睡。

　　前些年，我们学校的博士研究生入学考试中出过这么一道题，问《伤寒论》当中所讲"少阴病……咽痛"。"少阴病"指的是什么呢？实际上这里的"少阴病"指的是两个脏腑，一个是手少阴心经，也就是心，另一个是足少阴肾经，也就是肾。少阴病产生了咽痛，也就是嗓子疼。嗓子疼的原因就是心火不能够下达，肾水不能够上济，导致一个心肾相离，水火不济，所以心火上炎了，导致了咽痛、嗓子疼。怎么治疗呢？《伤寒论》张仲景给出的方子叫猪肤汤，猪肤汤就是猪皮汤，用猪皮补滋肾水，降心火，来给予进一步的治疗。

那这道考题考什么呢？是要考猪肤汤。猪肤就是皮肤的肤，猪肤汤熬香，就是把这猪皮汤搁一些蜜一类的，要熬香了，为什么要熬香？这是一个 10 分的题。我们阅卷时看考生的答案，五花八门，比如有人说，熬香是因为香了好吃，不香就没法吃。实际上这里是要你注意一点什么？《内经》当中认为，香入脾，香味有入脾、行脾的作用。也就是说，古人认为，心火在上，肾水在下，中间是脾胃。也就是说心肾要想相交合的话，中间得有脾起一个交通的作用，所以古人又把脾称为人体五脏气机的枢纽。脾的功能正常，使得脏腑之气该上则上，该下则下，这样心肾就可以交结在一起了。所以这个猪肤汤要想升肾水，降心火，要想使心肾相交，必须要熬香以行脾，让脾发挥出这种功能。考题的用意是在这儿。

这也正是古人所讲的，水火相济，心肾相交，其中的脾为黄婆。脾怎么称为黄婆呢？脾属于土，土在五色对应黄，所以脾是黄。这个婆在这里就是指媒婆。因为古代男女相亲，中间得有媒婆介绍，这实际上脾在这里就是一个介绍人。所以我们说，治疗失眠的时候，一定要注意，当心肾不交的时候，除了要降心火，益肾水，中间还要调节脾胃，脾胃一调，心肾才可以相交，失眠才能够有改善。

另外，我们说过思实际上还可以伤及一些特殊的人群。比如过思除了对饮食消化、睡眠、气机有影响以外，对女子影响也是比较大的。

在曹雪芹《红楼梦》当中实际上就有很多这方面的反映。在第十回，讲儒医张有士受到贾珍的邀请，初到宁国府去为秦可卿诊治疾病。这秦可卿得了什么病呢？她久未行经，月经停了很长时间，而且两胁胀痛，睡眠不佳，经常出汗，精神倦怠、乏力。当时请了很多大夫去诊治，结果众多大夫说法也是不一，有的人认为是怀孕了，有的人认为还是得病了，但谁也说不清楚，最后就把儒医张有士给请去了。

按原文，儒医张有士学识渊博，而且医理、临床经验都很丰富。结果这位儒医到那儿去诊脉以后就发现，秦可卿得病恐怕是由于思虑而致，而且还推断，她在得这个病之前月经肯定就是不调的，有经期延长的情况。后来一问伺候秦可卿的婆子，还确实有此事，而且秦可卿的婆婆尤氏当众讲，说秦可卿的心特别细，不管听见什么话她都要度量个三日五夜的才肯罢休，也就是对于人家说的话她都特别的在意。而且她婆婆认为，她这个月经不调和现在的停经，恐怕就是跟这个思虑是有密切关系的，于是儒医张有士就断定，她停经主要是跟过度思虑有密切关系。

实际上，秦可卿就一直有月经不调的病史，一方面是由于失治，没有治疗，另一方面就是由于过度的思虑，导致耗伤脾胃之气血。我们知道月经的形成跟冲脉有密切关系，而冲任之脉的气血又跟脾胃、心是有密切关系的。刚才前面我也说了，过度思虑可以耗伤心脾之气血，另一方面又可以导致冲任气血不足，于是才产生了这样的疾病。由此可见，过度思虑实际上对人体伤害还是比较大的，刚才我也谈到了，思虑可以导致气结不行，伤害我们的脾胃、心神，甚至也可以伤害女子的月经等。

当然，过思虽然有这些缺点和危害，但是在日常当中也不能不思，思是我们认知过程当中的一个过程，是一个关键环节，也是我们七情产生的基础。因此我们不能不思，也不能思之太过，太过则会致病，不思我们则干不成一些事情，所以我们应该要很好地去把握"思"这个情志。

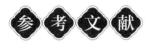

[1]　《灵枢经·本神》[M].北京：人民卫生出版社，2016:23.

[2]　《黄帝内经素问·灵兰秘典论》[M].北京：人民卫生出版社，2016:40.

[3]　《黄帝内经素问·举痛论》[M].北京：人民卫生出版社，2016:151.

第十一集
陷入泥沼的思

过度的思可以导致人出现腹胀、不欲饮食，失眠多梦，身体乏力等躯体上的症状。那么过度的思在我们思维上又是如何表现的呢？对我们的行为上又有什么影响呢？

一、无所不在的思

人的思维活动贯穿着我们的生活和学习。我们都知道，思维是我们生活学习当中不可缺少的一个环节，思维创造着科学，创造着生活，创造着未来，我们无时无刻都在思考着。

对于思考，我曾经在网上看到过这么一个段子："认认真真地思考了一个小时，结果白白浪费了 60 分钟。"什么意思呢？也就是说，对于有些问题，虽然经过苦苦思索、辗转反侧，却仍然考虑不出结果，于是就把时间给浪费过去了，实际上这是百思不得其解。

在生活当中，我们也确实遇过很多这种情况，有些人确实会针对一个问题反复地思索也得不到答案，最后就像陷入了泥沼当中，难以自拔。有些时候虽然知道这样去思索问题是无效的、毫无意义的，却又控制不了自己，这也是我们今天要说的，属于一种思维强迫的思。

前一段时间我遇到一位女性患者，40 多岁，是个白领。她说自己多年来一直有个恐惧，就是害怕高楼会有下坠物砸着她，但她的单位又在市中心，所以每天上下班都必须通过很多高楼，而为了躲避高楼会有下坠物，她经常迟到，但她自己又抑制不了这个念头，因此感到非常痛苦。

这位患者进入诊室后，给我的印象还是挺深刻的。她面色比较苍白，毫无血色，也不太爱说话，所以大多数病情都是由她的家人代述的。但就在交谈过程中，这个患者突然问了一句话说："大夫，我会不会疯掉啊？"一听到这个，我心里放心了不少，就笑着跟她说，一般来讲，会担心自己精神失常的人往往不容易精神失常。因为在精神病学上有这么一个原则，也就是这个人如果自知力还存在的话，一般不会得精神分裂症，而这种自知力指的就是对自己思维状况的一种比较正确的判断。也就是说，那些担心自己会疯掉得精神失常的患者，一般来讲都已经认识到自己的思维是不正确的了，虽然她也控制不了，但这样的人一般来讲不会得精神分裂症。这位患者听到我这个回答，露出了一丝的笑容，她说这个问题已经困扰她多年，她也确实总在担心自己会因为这个想法而疯掉，其实这种担心是不必要的。

实际上，这位患者就属于一种思维的强迫，也就是说，思维无法受自己的控制，反反复复地总出现这么一个念头，总想去思索一个问题的答案，而她明明知道不应该如此，却又自己控制不了，就好像这个思维是强行地进入她大脑之中，她无法去掉。所以也有人把这个念头比喻成一个顽皮的孩子，当这个顽皮的孩子过来时，你特别严肃地对它说，我不喜欢你，你从我这儿走开吧，但这顽皮的孩子仍然对你置之不理；甚至有些时候，你都对这孩子说，我求你了，你离开我吧，别再打扰我了，他还是对你视若无睹，即使到了你已勃然大怒，对这个孩子发火，说你赶紧从我这儿滚开，这孩子依然我行我素，不受你的任何控制。

这也使我想起上学期经历过的一件事，当时我有一个笔记本电脑，一不小心连接了一个中了病毒的 U 盘，从此以后，每次打开电脑就老有一个文件跳出来，而且这文件也打不开，还导致其他的文件也不好打开，并且让电脑的速度变得特别慢。我也知道，这应该就是中了 U 盘中的病毒了。后来我也尝试去删除这个多出来的文件，但每次费力删除后，重启电脑它还是蹦了出来，即使我用了各种杀毒软件也没有办法。最后我就找了一个懂电脑的同学，将电脑系统重新安装了一遍，这才把问题给彻底解决。

所以这种强迫性思维就如同电脑中的病毒一样，它像是一个异常的东西，强行插入到了你的思维空间当中，你想删也删不掉，它仍在持续运行着，并且占有你的思维空间。

在《黄帝内经》当中讲，这个思是我们认知过程当中一个非常重要的环节，当我们的意念产生、想法形成以后，只要这个想法一固定，就形成了所谓的志。后续这个想法再进行修正，也就是所谓的"因志而存变"，反复修正你想法的这过程，就是思维的过程。接着再结合以前的经验，和预测未来的发展趋势，来修正这个想法，这就是所谓的虑。所以，思虑实际上就是我们的想法在反复修正、考虑的一个过程。

也唯有经过思虑这个阶段，我们认识事物才能够周全，且更加完善，这也是《黄帝内经》当中所谓的**"因虑而处物谓之智"**。智是我们实现这个想法的最后一个阶段，如果只是反复在那儿思考，却不能够形成智，也就是这个思总达不到智的阶段，那这件事就容易干不成。而这个干不成的结果又会受到思维影响，反映到我们的行为上来，也就形成后来行为上的强迫症。

近年来的统计数据也显示，强迫症的发病率在不断地攀升，在我们人群当中甚至可以占到 1% 到 2%，而且这其中有 2/3 的患者发病年龄在 25 岁之前，也由于这些患者发病比较早，病程迁延时间也比较长，所以该病对他们的社会功能、生活质量都造成很大的影响。此外 WHO 也做过相关的统计，结果发现，在全球范围内的 15 岁到 44 岁这样的年龄阶段，有 20 种疾病的负担是比较严重的，强迫症就是其中之一。

💠 二、思对人们行为上的影响

人们经常会在出现一些念头后，再把它付诸到行为上，这就形成了行为上的一些表现。正如韩愈所说的"行成于思"，我们的行为是受思来影响的，所以也会从思维强迫到行为强迫。比如说，我们的手摸了脏东西，必须要先洗手，这是人的一个想法，如果当下我们就付诸行动去洗手，可能就没有后续的念头了；但是如果手摸了脏东西没洗干净的这个想法一直存在的话，我们可能就会再采取相应的一系列措施，来试着消除这个念头对我们身体的危害。

在临床上我遇到过这么一个患者，他跟另外一个朋友约好了在一个地方碰面，结果到了约定时间，我这位患者却迟迟未见，因为约定的地点离那位患者的家并不远，可能也就 20 分钟的路程，于是他的朋友就给他打了电话。一打电话，我这位患者却说自己还在路上，马上就到；后来又等了老半天，人还是没到，他的伙伴又打了电话，他还是说自己在路上……最后过了好长一段时间，这位患者终于到了，俩人一交谈才知道，原来我这位患者住在六楼，下楼出门以后，却又突然想起来了窗户好像没关，于是又上楼去检查窗户，再下来之后，又想这家门是不是没锁，于是就这样一再地上楼去检查，一来二去也就晚了。其实这样的人还真不少见，比如像担心衣服洗不干净，脑海里总是想着洗衣服的事，于是就把这衣服洗了一遍又一遍。

曾经我还遇到过一个患者，是一个白领，她老认为自己会落东西、丢东西，所以每次到我这儿看完病以后，她就要检查一下脉枕，看这脉枕底下有没有压着她的东西，或是走的时候检查一下诊室的衣架，看看是不是有她的东西挂上头了。但她也跟我说，自己其实知道那脉枕底下没有放东西，也没到衣架那去挂东西，但这种想法却又一直存在她内心，无法抗拒，于是就形成了这样一个强迫症。所以强迫症患者的内心，确实是比较痛苦的。

其实我在讲强迫症的时候也涉及到一个问题，就是强迫症是属于思太过，而按《黄帝内经》当中所讲，**"思胜恐"**，因此人体思过了，恐就弱了，就不容易担心害怕，但是强迫症患者往往还伴有很多恐惧心理。比如我刚才说到的那几个案例，总是害怕高楼下坠物砸着她，或害怕窗户没关上要反复检查的患者，都属于强迫症患者却又伴发着一种类似恐的情志。这又是什么道理呢？《黄帝内经》认为，思属土，而恐在五行的属性则是属水，正常的时候是土克水；但如果思虑过度，造成强迫思维了，实际上这思的功能是被减弱且受到阻滞，这时恐志反而会反侮土志的思，才导致强迫症患者会带有一些恐惧的表现。

◉ 三、强迫思维与脏腑的关系

那么这种强迫思维到底跟哪个脏腑关系比较密切呢？按《黄帝内经》的说法，跟脾的关系较为密切。脾主思，大家都知道了。此外，由于脾是一个消化器官，还主宰着我们的消化吸收，包括我们全身气机的升降出入都必须依靠脾胃在中焦的枢纽作用。因此古人又认为"脾主思"——我们的记忆、思维、思考、思虑都跟脾有密切关系。

所以当有脾虚的情况出现，比如脾虚不健运，运化水谷的功能减弱，进而导致脾胃的气机阻滞不通，就很有可能产生思虑过度和思维强迫。那么强迫思维除了跟脾的关系密切之外，还跟谁关系密切呢？《黄帝内经》当中又提到一个脏腑，这就是胆。老百姓将那些经常犹犹豫豫、下不了决断的人，用胆小怕事、胆小如鼠这样的词汇去形容；而对于那些能勇于挑战困难、喜欢创新的人，就会用这人胆子较大，甚至胆大包天这样的字眼去形容，这也说明胆在这里起到一个很重要的作用。

所以《黄帝内经》当中讲，**"胆者，中正之官，决断出焉"**。决断就是指我们对自己的思维具有一定的判断力与一定的决断力。这里所谓的中正之官，也是古代一个官名，是考核人品，评价人才，对是非能进行判断的一个官职。因此《黄帝内经》也认为，在人思考的时候，不仅仅是脾，实际上我们全身各个脏腑可能都参与了，只是在这些脏腑当中，胆的作用比较关键，与思的关系也比较密切，所以还有这么一句话叫**"凡十一脏，取决于胆。"**当胆的功能正常，我们就能正常地进行思维，进行一些决断；而当胆功能异常的时候，就容易遇事犹豫不决，反复在思考，决断不下来。

另外还有些人容易胆小怕事，一点小事就将自己吓得胆战心惊，或是有人关一下门，就容易被关门声吓得一哆嗦，像这种情况，中医认为都是胆虚。

正因为这个原因，所以有些《黄帝内经》的注家就认为**"凡十一脏，取决于胆"**这句话有问题，应该是"凡土脏取决于胆"。因为古书都是竖排版，这个十一，实际上是一个十和一合起来的一个土字，所以许多《内经》注家就认为，原本应该就是土字，可能在传抄过程当中，把这一个字给分开了，于是就变成我们现在看到的"十一"了。那么土脏又是指谁？土脏就是我们所说的脾胃。我刚才前面说过了，脾是主思的，而脾土主的这个思又跟胆有密切关系。五行当中，木克土，木就是肝胆，土就是脾胃。那么脾想要正常健康，就需要受木气的制约。所以在临床上我们也发现，思虑过度、思维强迫的人，有许多都会出现脾胃的症状，或是出现肝胆抑郁不舒的症状，这些也都可以导致思维强迫和思虑过度的发生。因此思虑过度一方面跟脾土有密切关系，另一方面也跟胆有密切关系。所以在临床上，对于胆小、犹豫、怕事这样的人，包括思维强迫的患者，中医有一个著名的方子，叫温胆汤。

在温胆汤的组成当中，枳实、竹茹、半夏、茯苓、陈皮都是健脾理气的，也就是说，对于这类型的患者，中医实际上是从肝胆和脾胃同时入手去进行治疗的。

✦ 四、相思过度也是病

刚才说的是过度思虑和思维强迫。然而在思虑当中，还有一种病态，我们称之为相思。相思跟我刚才讲的这种使人惴惴不安，自己都厌烦的思不太一样，它好像还带着点甜蜜的味道。但是，当你亲身经历过就会知道，它不仅仅是甜蜜、充满回忆的，还是一段产生绵绵不断痛苦的过程。

汉代苏武有一首诗叫做《留别妻》，其中的"生当复来归，死当长相思"提出了相思。相传苏武是汉武帝时候的一个中郎将，奉命出使匈奴，匈奴的单于想让他投降屈服，但苏武宁死不从，于是单于就把他放逐到了比较冷的北海边上牧羊，而这一牧羊就是 19 年。19 年以后他终于回到了汉朝，也实现了他对妻子的一个诺言，就是"生当复来归"，但是匈奴因为怕被汉朝攻打，就谎骗苏武早已死亡，所以他的妻子就以为苏武已死，于是也改嫁了。我们从苏武身上，一方面知道他有刚烈之志，另一方面，通过他的这首诗，又看到了他有血有肉的这种气概，与他的妻子也十分恩爱。

相思是很正常的现象，尤其是在男女爱情方面的一个体现，那是很甜蜜的，但如果相思太过，也很可能会导致病态。

《西厢记·诸宫调》当中就记载很多人因为相思而致病，同时也提到了很多人在寻找治疗相思病的方子，这说明相思病在古代已很多见了。

而我们说的这种相思病，实际上也有这么几种类型：

第一种类型就是单相思。我的导师，也是著名的《内经》大家，王洪图教授，他就治疗过这样的一个患者。那是一个 19 岁的姑娘，因为暗恋一个小男生，又不好意思跟对方表达意愿，于是就经常一个人憋在家里，终日单相思。后来连饭也吃不好，觉也睡不好，还添了一个特殊的毛病，就是经常哼着自己喜欢的歌，一刻也不停。家里人就认为这孩子肯定是病了，带她到处找大夫，后来就找到了王洪图教授这来看病。经过我导师的诊查，发现这个姑娘就是因为相思而导致的疾病，由于脾主思，这过度的相思反过来伤了脾，导致脾的运化不利，所以不欲饮食，疲乏懒言，睡眠不佳，还喜欢唱歌。在《黄帝内经》当中也讲，从五脏跟五声的关系来讲是脾主歌，因此有的人喜欢唱歌跟脾是有关系的，所以王洪图老师就开了调脾胃的药物，后来经过两个月的治疗，再加上一些心理疏导，这个患者也就慢慢康复了。

实际上单相思通常没有什么特别好的结果，因为相亲相爱是两个人的事，要你情我愿。但是现实世界中，就经常由于种种原因，比如相思的一方害羞、自卑，或是外界条件不允许等，就使得这个单相思不太好去表达，所以单相思这个病在历代一直都是不少的，而且现在来看，仍然有不断上升的趋势，确实不太好解决。

相思病的第二种类型，就是双向的。一般来说，我们讲这双向的相思应该是没有问题的，你想她，她也想你，但是如果这个相思加了上偏执的状态和色彩，很可能就出问题了。或是再加上外界条件的干预，使得这个双相思不能成，问题可能也会产生，比如大家都听说过的梁山伯与祝英台化蝶的故事，实际上就属于这种情况。

相思病还有的第三种类型是反向性的，应该说偏于一种精神疾患了。这里反向性指的是什么？就是一个人认为某一个异性喜欢上了自己，虽然二人之间没有交谈过，对方也没有向他表白，但他就认定人家是喜欢他。这时候你一问这个患者，他的回答也是答非所问、似是而非的。甚至他还会怀疑有其他人在拆散破坏他的姻缘，不想让他们喜成佳眷，这实际上就是一种妄想了，我们也称为钟情妄想，已经属于一种精神疾病的范畴，当然也可能会伴随出现一些精神疾病的症状，这时就需要适当治疗。

那说到这个相思病，我们的历史上还是有不少的诗句和故事。比如唐朝的崔护，他有一首诗叫《题都城南庄》，中间有一句脍炙人口的诗句说"去年今日此门中，人面桃花相映红。人面不知何处去，桃花依旧笑春风。"而这句诗讲的是什么呢？其实说的就是有一个青年叫崔护，他容貌英俊，文才出众，来到长安参加进士考试，结果却名落孙山，当时由于距家路途比较遥远，他就暂且住在了都城附近，想等明年再参加考试。当时正值清明时节，他一个人到都城的南郊去郊游，就在南门看见了一个庄园。他隔着门缝往内一看，只见里面草木郁郁，静若无人，环境特别好，于是他就敲了敲门，这时出来一位女子，询问崔护是谁。崔护就回答说，自己独自来郊外春游，突然感觉口里特别干渴，是否能向她要点水喝，于是这位女子就把崔护给请进了院里，并给他倒了杯水。

就在这过程当中，崔护开始描述这位女子倚靠桃花树，含情脉脉地望着自己，加上这名女子也长得很漂亮，很有风韵，于是在喝水的过程当中，崔护就试着用语言去挑逗这名女子，而这女子也默默无语，虽然没有回答，但也没有拒绝，从那个表述来看，似乎是郎有情妹有意了。最后当崔护喝完水得告辞了，俩人还有点恋恋不舍。

后续的一年中，崔护并没有再到这个庄园去，等到了第二年清明的时候，崔护突然又想起了这名女子，突然思念之情难以忘怀，于是又急匆匆地来到了南郊。崔护一看，这庄园还是当初那个庄园，但是大门紧锁着，里边似乎没人，他感到有点伤心，于是就在这个左扇门上题写了一首诗，这首诗就是"去年今日此门中，人面桃花相映红。人面不知何处去，桃花依旧笑春风。"然后崔护就走了。

过了几日，崔护又来到了这个庄园，突然听见庄园里传来哭声，他赶紧敲门。这时候出来一位老父，这位老父就问他，你是不是崔护？崔护承认了。于是这老父就说，我女儿可被你害惨了。崔护赶紧问原由。老父就说自己的女儿从去年清明之后就出现了一种神情恍惚，若有所失的症状，前几天带她到郊外散心，结果回来一看见左扇大门上崔护写的这首诗，这女子就病倒了，而且还吃不下饭，现在人已经死了……说完后这老父亲就开始伤心地哭泣。崔护听完也十分地悲伤，就要求进去吊唁一下亡灵，老父也就让他进去了。他走到女子的床边，轻轻地将那女子的头放到了自己的腿上，并且口中喃喃对那女子说着"我在这里，我在这里……"不久，那女子竟然慢慢把眼睛开了，又活了过来。当然最后这个传说的结局是皆大欢喜的。

所以我们从上面的描述当中可以看到，从清明之后，这女子就出现神情恍惚，若有所失的症状，实际上就是相思所导致的。而对于这种相思病，古人也有研究过，说这种相思都能导致一些什么症状呢？

清代有一个著名医家陈士铎先生，在他的《辨证录》里边就提到说"人之郁病，妇女最多，而又苦最不能解，倘有困卧终日，痴痴不语，人以为呆病之将成也，谁知是思想结于心中气郁而不舒乎？"实际上，他谈到相思病所导致的一些症状，包括不欲食、心情抑郁不舒、乏力等，都是相思病导致的脾不能运化，使得中气不舒这样的一些病症。那应该怎么去治疗呢？在《辨证录》也提到了，说此等症就应该动之以怒，引之于喜，再让他服用一些药，或许就能治好了。我们知道思可以导致气结，而怒可以冲开这个气结，另外喜也可以使得气行和缓，气和志达。此外再用上一点药，比如陈士铎的解郁开结汤，就能起到很好的效果，而这解郁开结汤的组成药物，包括白芍、当归、白术、酸枣仁、神曲、陈皮等，实际上就起着健脾、疏肝、理气的作用。

总而言之，我们今天主要讲了两个问题：

一个是思维强迫，脾、肝、胆这三个脏腑跟这种思维强迫有密切关系，而且肝胆或脾胃功能如果出现障碍，往往也会导致思维的强迫，进而造成行为上的强迫。

另外还谈到了这个相思病在很大程度上是由外界因素造成的。而且相思病出现以后是可以影响脾胃功能，导致一些饮食上、消化上、或是气机上的不利。

当然，不管是思维强迫还是相思病，我们都应当给予重视，尽量避免、积极调整，不要陷入思的泥潭。

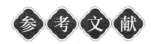

[1] 《灵枢经·本神》[M]. 北京：人民卫生出版社，2016:23.

[2] 《黄帝内经素问·阴阳应象大论》[M]. 北京：人民卫生出版社，2016:28.

[3] 《黄帝内经素问·灵兰秘典论》[M]. 北京：人民卫生出版社，2016:40.

[4] 《黄帝内经素问·六节藏象论》[M]. 北京：人民卫生出版社，2016:47.

第十二集
如何摆脱烦乱的思

　　思是我们工作生活当中一个不可或缺的环节，但是过度的思也会导致许多问题，进而影响我们的生活。所以也有人说，如果一个人在生活中思虑过度，就会失去做人的乐趣。

　　从中医来看，过度的思可以导致我们的身体出现脘腹胀满，不思饮食，疲乏无力，少气懒言，失眠多梦，健忘，甚至会影响我们的思维，导致思维强迫，进而造成行为上的一种强迫。唯有把思虑过度清除以后，我们才能够大踏步地往前，并提高生活的质量。但我们又该如何去清除这种思虑过度呢？首先，我们必须明确这种思虑过度到底是怎么产生的。

⚙ 一、外界事物导致思虑过度

　　在《黄帝内经》当中讲，思虑是我们认知过程当中的必须阶段，当人在感受事物以后，可以称作**"所以任物者谓之心"**，也就是当心接触外界，感受到一些事物之后，他可能产生一些想法，于是就**"心有所忆谓之意"**。而这些产生出来的想法可能会特别的多，就需要人们保留贮存下来一些比较具体的东西，所以又称为**"意之所存谓之志"**，这个志就相当于我们一个比较完整的想法了。后续当这个想法需要进行修正，它就叫**"因志而存变谓之思"**。人们经过反复修正，进行改变，进而调整自己的想法和方向。然后还得**"因思而远慕谓之虑"**，考虑到未来。接着才有**"因虑而处物谓之智"**，能达到处理事物比较全面的一个阶段，其中提到的这个智，也是我们想法最后完善的一个东西。

这过程当中，它要存变，要**"因思而远慕"**，这是在修正我们这个想法，也就是一个思虑的过程。在这过程当中，可能主要需要两方面的东西：其一，是指以往的经验，也就是根据你的想法相关联的那些事物、经验，人们再去进行分析，进行调整。另外一个，还要能够预测未来，比如这个想法发展到以后会是什么样的结局？它的发展趋势是什么？而且预测未来的时候还必须专心致志，不能有杂念去干扰，一旦受到干扰，可能又不能专注思考了。所以我们讲，这两个方面可能都对思起着一个决定性的作用。但如果是经验不足，或是注意力不能集中，那这实际上就是由外界事物所导致的，比如当某人压力过大的时候，那么就容易思考不成，进而怎么也思考不清楚，就形成了思虑过度。

前一段时间，我在门诊上也碰到过一位小患者，是一个毕业不久的大学生。他在一家公司里做文秘工作，写稿子写得不错，文章写得也挺漂亮，结果被领导看上了。领导就说把他提拔到一个培训部门当个小领导，让他组织一班人马来搞公司的培训，但这个小伙子从来没有接触过培训方面的事务，也没有当过领导，就有了比较大的思想压力，碰巧这个阶段家里又出了很多事——比如他的岳父、岳母病了，小孩又到了要找托儿所、幼儿园的阶段，再加上一些其他事物的干扰，于是就出现了过思的问题。结果，思虑过度导致他茶不思、饭不想，还出现失眠、多梦、健忘，人也日益憔悴下来。实际上，这就是刚才我们所说的：第一经验不足，第二注意力受到干扰，压力过大，形成了思虑负担过多、过重。

二、脾失健运导致思虑过度

还有另一种思虑过度的产生跟谁有密切关系？《黄帝内经》认为**"脾主思"**，所以思虑过多跟脾有密切关系，这时的脾就不仅仅是一个消化器官了。此外《黄帝内经》还认为脾是主思、主意，那也就是说，我们的思维跟脾也有密切的关系。现代医学当中也提到过一种学说，叫做腹脑学说，这个腹就是指腹部，表示我们人的思考不仅仅是靠大脑，而且还跟我们的消化器官和消化道有密切关系。实际上《黄帝内经》当中的"脾主意"，正跟西医所说的腹脑学说有很多的吻合之处。所以中医也认为，当脾脏不健运的话，使得消化吸收不利，气机不调，很有可能会导致思虑过度。

我曾经碰到过这样一个患者，是位四、五十岁的先生。他因为长期脾虚不健，人也比较瘦弱，所以吃饭一直不香，而且吃完东西后老觉得胃胀乎乎的，身上也一直感觉乏力，中医就称之为少气懒言，神疲乏力。不久又接着出现失眠、记忆力下降和健忘的症状，进而又出现了焦虑、烦心、担心的情况，而且对什么事都犹豫不决，有点事就着急上火，也就是我们所谓的有点神经质了。实际上这就属于一种由于脾虚所导致的思虑过度。

三、容易思虑过度的人群

那在我们日常生活当中，什么样的人容易思虑过度呢？无外乎是两大类人。第一类人，压力过大的人。什么叫压力过大的人？由于环境突然改变、工作突然调动、职位突然升高，或突然有了新项目、大项目，总而言之就是突然转换到了这种具有挑战性的新环境，可能就会引起思虑过度。在生活中，我们也常看到一些将要退休的人员，特别是领导干部，因为马上面临着另外一种生活，很可能感到压力比较大，导致思虑过度。

第二类人，就是脾气偏虚的人。平素吃饭不太好，身体也比较弱，总是少气懒言，再加上还有些人容易发脾气、郁闷，也就是中医所谓的"肝气郁结"。因为这里木可以克土，如果是木气郁结了，也容易导致脾土的问题，进而造成思上出现问题。因此，脾气、脾脏出现问题的，或者肝胆有问题的，都有可能导致思虑过度，甚至是思维强迫的情况。

❀ 四、解决思虑过度的方法

对于这样的情况，我们应该如何去解决呢？

第一就是增长见识，既然是由于经验不足所导致的思虑过度，那就应该多长点见识。

清末民初的弘一大师，也就是我们众所周知的李叔同先生，他在《格言别录白话赏析》当中给出了一个答案。他说"识不足则多虑，威不足则多怒，信不足则多言。"其中关于"识不足则多虑"他解释说见识不足，难以决断，就会思虑过度，进而产生担忧、狐疑，没有安全感。所以李叔同先生提出，有的时候多思多虑、惶恐不安的生活不是外界给我们的，而是我们自身的见识局限所造成的。因此要改变这种情况，一定要多充实自己，开阔眼界，这就是所谓的读经长学问，读史长见识。多读前人优秀的书籍，就会增长我们的智慧经验，这样当我们遇到的一些问题，就可以靠着这些经验去分析和解决。实际上这种看法是能从根本上去解决一些思虑的问题，对一般人来说是很有参考价值的。

但对于那些已经将自己困入其中的人，可能这个方法就不太好使了。这时当我们面对那些难以解决的问题，其实可以考虑这么两点：第一，就是当一个问题特别难以解决，找不出好办法的时候，你可以尝试着把这个问题从大的问题化解成若干个小的问题，从小的问题着手，就比较容易解决了。或是先在若干个小的问题当中，找出比较容易解决的问题，先突破它，等突破了这个问题，就能使自己的压力稍微减轻，接着再从大的问题来解决，也就是先找出一个突破口，把大的问题化成小的问题，再各个突破。

另外一种方法，就是你可以先想象要解除自己内心的这种压力和烦恼，但如果你想尽办法都解决不了这个问题，那么你再烦恼也只是徒增烦恼而已，这时你就要想到一句话——"一切都是最好的安排"，换句话说，你需要有点阿Q精神，这可以帮助你缓解一点自身的压力。

此外，还有其他的解决方法吗？那就是要集中精神，排除杂念，或者叫摒弃杂念。《黄帝内经》在谈养生长寿的时候，提出了一个非常重要的观念，它说我们要如何才能够长生长寿呢？也就是要**"恬淡虚无"**，要内无思想之患，就是要把我们的一些杂念给去除干净。换句话说，就是要把那些过多的思虑给摒弃掉。当然生活在现代社会当中，需要接触的事情很多，但要如何把一些其他的想法和杂念给全都去掉，专门地集中注意力去考虑一件事情，还是很不容易的。

因此我现在就教给大家一个称作"活在当下"的练习方法。首先我们举个逛街练习的例子。当你走在大街上时，可以试着睁开眼睛去看着旁边的东西，用鼻子去闻闻、嗅嗅周围环境的味道，再用耳朵去听一听周遭的声音，再用皮肤去感觉一下环境的温度，只需要专注地感受当下，其他都不要想，你看自己能坚持多长时间。我相信，你可能坚持不了几分钟就会开始想东想西了。因此坚持的时间越短，就说明你的思虑过度，杂念越多。那可能有人就会问了，通过静坐的方法是不是也有一样的效果？实际上通过打坐的观息法来感觉和观察自己的呼吸，就如同一个旁人一样来看你自己的呼吸，看那呼吸的快慢，呼吸力度的大小，关键也在于你能坚持多长时间。恐怕也是观察了几次呼吸以后，你就有其他念头出来了，你可能就开始想，今天晚上我应该做点什么？明天我还有什么事要做？或者明天我应该穿点什么？等等的杂念可能就陆续出现了。不过这种逛街和静坐的练习，如果你能坚持反复多练习几次，可能注意力就能比较集中，这确实是一个减少过度思虑的锻炼方法。

事实上在练习当中会出现的那些杂念，无外乎两大范围：一大范围就是回想过去的事，浮想联翩；另外一个范围就是将来还没发生的事，也是浮想联翩，唯独没有当下的事情。也就是你现在正在干着什么，你没有好好去琢磨，好好去想。所以我们说通过这个练习，对于集中你的思想，摒除一些杂念是很有帮助的。而且这个练习简单地说就是让我们能好好生活在现在，而不是生活在过去，也不是生活在未来。有些人会强调要能一心二用，就是说我吃饭的时候还要能看看报纸，看看电视，要思索一些问题，如果说你这思考是主动的，那还可以。但如果在你吃饭、看电视过程中，那个思想是不由自主的、无意识地自动浮现出来，这就偏于一种思虑过度了。

因此在我们日常生活当中，随时随地可以进行这样的锻炼。比如说你吃饭的时候，就去专心感觉这个饭菜是香还是不香，是个什么样的味道；在做饭的时候就认认真真地去做饭；其余洗澡、扫地、擦桌子等工作也是这个道理，现在要干什么你就好好去琢磨什么，去想什么，不要受到外界的打扰，这实际上就是一种锻炼。通过这种锻炼，可以集中我们的精神，集中我们的注意力，专心去思考一个问题，而不受其他事物的干扰。这样会使得我们的思考更加有效，也可以真正做到"恬淡虚无"的状态，从而减少思虑过度的发生。

五、以情胜情法

想减少思虑过度还有其他的方法吗？

实际上在《黄帝内经》当中还提倡"以情胜情"的方法。由于思是七情之一，而怒可以胜思，同时思又偏于一种阴性情志，它是偏静的，所以使用另外一种偏于阳性的情志，比如喜，就可以制约它。所以在上一讲中，我也引用了陈士铎《辨证录》的例子，说治疗这个思应该先动之以怒，然后继之以喜，用怒和喜的方法去进行治疗。其实这样的例子古人也有很多，在这里我再跟大家分享一个。

金代时期有一个名医叫张从正，有一次他被一位富翁请去为其夫人治病。这富翁的夫人得了什么病呢？原来这位夫人虽然衣有绸缎、食有鱼肉，平时奴婢成群，养尊处优，但她总是胡思乱想，忧心忡忡，久而久之就导致思虑成疾，夜不能寐了。实际上这也是一个典型思虑过度的病例。于是这位富翁就请了很多大夫去治疗他的夫人，也吃过很多安神补心的药物，但是都没治好，结果就把张从正给请了过去。

张从正号了号脉，发现她的双脉俱缓，认为这个病是由于思虑过度而得，思虑过度伤及了脾胃，而且属于"陈疾"，所以药物起不到明显效果。不过他倒有一个不用吃药的方法，就不知道这位富翁能不能答应。后来这富翁听张从正一说，便答应只要能治好他的夫人，一切都在所不惜，而张从正也允诺他十日就能见到效果。结果第二天晨起，这位富翁就当着夫人的面把家里很多金银财宝都给拿走，到了晚上竟然双手空空，喝得酩酊大醉回来。回家以后，这位富翁也不理夫人，就直接上床睡觉，结果惹得这位夫人勃然大怒，又吵又闹，还好旁边有众奴婢扶着她、拉着她，却也弄得她全身披头散发，大汗淋漓，精疲力尽，后来倒头便睡着了。就这样连续了好几天，这夫人每晚都这么折腾，但睡觉时又十分踏实。等到了第十天，张从正终于登门复诊，并且让富翁把拿走的那些金银财宝又如数地给拿了回来，交给夫人，同时把事情的原由一五一十跟夫人讲了清楚，这夫人一听之后感到十分高兴。接着张从正又问她这几天是否还失眠？夫人仔细一想，这几天确实没失眠，而且还睡得挺好，慢慢地这个夫人的病就痊愈了。

通过这个病例我们可以发现，张从正先用怒把思虑过度导致的这个气结给冲开，接着再用喜使气血和缓地流动起来，也就是让这位富翁夫人先怒后喜，使得气血不再复结，于是这病也就有了起效，最终好转。当然，在现代临床医疗实践活动中，使用怒的方法来激怒患者好像不太合适了，也不允许，但这种喜的方法还是很多人能接受的，比如相声、小品、电视、电影那些喜剧，在各个时代都很卖座。所以我们说喜是治疗思虑过度的一个良方，就是需要大家能够多多坚持，才能起效。

六、健脾养心之补火生土法

我前面说过了，思虑过度的产生跟脾有密切关系，往往是由于脾虚造成了思虑过度。中医认为，脾不单主消化运输，它还是我们全身脏腑气机的一个枢纽，一个中转站，当脾的气机一上下活动，全身脏腑的气机也就跟着升降出入，所以当全身气机的活动减弱，这时就应该考虑健脾，甚至养心。比如临床如果遇到一些思虑过度、饮食不佳、脘腹胀满、腹泻，伴有神疲乏力、失眠、健忘等这些症状的患者，就可以考虑用健脾养心的方法来治疗。

在这里我也给大家分享一个古方，叫归脾汤。归脾是什么意思呢？也就是说吃了这个药以后，能使脾的功能恢复。由于脾主运化，所以我们的饮食水谷需要通过脾的作用来变成营养和糟粕，此外当我们的气机能运转起来，产生足够的气血来滋养五脏六腑，我们的思维才能正常运作，睡觉也能安稳，这也是脾的功能。

所以这归脾汤中都有哪些药，为何能起到这个作用呢？其实这里面的药也比较简单，它是以黄芪、人参为主药，来补气健脾，增加脾的功能；另外辅以当归、龙眼肉来养血和营，并且配合主药升宣；另外还有白术、木香健脾理气，使补而不滞；同时佐以茯苓、远志、酸枣仁来安神定志，最后再加上生姜、甘草、大枣来和胃健脾，如此一来就能达到治疗思虑过度的目的。实际上我们说，这张方子在临床上对于治疗神经衰弱，或者偏于身体虚弱的病证应该是比较有效的，因此也被广泛地使用。此外归脾汤的服用方法，应该在饭前服用，并且要忌食油腻、难消化的食物。此外归脾汤的作用虽然比较和缓，但对于小孩、孕妇，或有糖尿病、高血压等的患者，还是应该在医生的指导下去运用，同时对于那些感冒发热的患者最好慎重用归脾汤，因为它的功效还是偏于补益。

七、疏肝健脾之疏木培土法

前面我说过人的思虑产生跟脾有密切关系，同时也跟肝胆、木气有密切关系。因为木克土，肝制约着脾，所以脾的功能健旺与否，是木气在管理，而木气的代表就是肝胆。所以有的《内经》注家解释这个"**凡十一脏，取决于胆**"，应该是"**凡土脏，取决于胆**"。所以在临床上，我们也经常可以见到那些由于心情比较抑郁，或者容易发脾气，而导致食欲下降，脘腹胀满，神疲乏力，咽干口燥这样的患者，这时你就可以考虑，是不是能用点疏肝胆的药物来疏泄肝胆之气，并有效地去制约脾土。当脾土能被制约，功能可以正常发挥，这种思虑过度的情况也就能缓解了。

古代有一个名方，叫逍遥散，它出自《太平惠民和剂局方》，距今应该有900余年的一张古方。"逍遥"是什么意思呢？也就是"逍遥于天地之间，而心意自得"的意思，所以这个逍遥散取名"逍遥"，也就是形容你吃了这个药以后神情会怡然自得，心情开朗，将烦恼思虑都抛到脑后，就好像神仙一般逍遥自在。

那逍遥散当中到底有哪些药物能有这么大的作用？其实主要的药物也就这么两组，其中一组是柴胡、当归、白芍、薄荷这样的药物，能养血柔肝、疏肝胆之气，而另一组药物则是白术、茯苓、生姜，能健脾理气，使得肝脾合调，最后使得肝能够正常制约脾土，让肝脾功能都正常，这样人的思虑就能减少，饭量也就起来了，并最终达到一个逍遥的状态。这张方子实际上跟我所说的以情胜情，即怒胜思，具有异曲同工之妙。怒胜思，也就是木克土，逍遥散这张方子，也是利用木去制约脾土。而且这张方子的药效还算比较柔和，并不峻猛，特别是对于一些老年人还是比较合适的。所以我临床遇到像这样的老年患者，如果出现心情抑郁，心事重重，兴趣不高，食欲减退，甚至失眠，全身乏力的症状，适当给他用点逍遥散，都可以有很大的缓解。

八、调理脾胃之理气化痰法

脾是主思的，如果由于脾气不健，或肝胆疏泄不利，导致脾土不行，痰浊内停，或者饮食失宜，困扰脾胃，使脾胃功能发挥不出来，这个时候，我们就应该运用祛除痰浊食积的方法，使脾胃气机调畅。

前些日子我这儿来了一位患者，是一名50多岁的女性，她自述有一个毛病，就是不敢看人的眼睛，尤其是陌生人的眼睛。她说只要一看别人的眼睛，自己的眼睛就发涩、流泪、瘙痒，所以这位患者跟我交谈时，基本上也不跟我正视，如果不小心正视一眼，她的眼神也会马上移开。另外她还有一个问题，就是疑心特别重，怕见陌生人，所以基本上也不见，同时还怕响声，当关门声音一大，她心里就会一惊，睡眠也不是很好。我问她平素表现如何，她说自己经常感觉肚子满胀，让她伸出舌头一看，确实舌苔厚腻，舌体比较胖大，齿痕也比较重，而且舌质还有点淡暗舌。当下我就判定，这是偏于一种痰浊内停证。于是我就运用了调脾胃的一些方药，比如半夏、茯苓、陈皮、竹茹、槟榔、枳实等，但这些药物完全是补脾胃吗？实际上也不尽然，它们主要是调理脾胃气机，进而祛除脾胃的痰浊，后来这个患者还是恢复得很不错的。

上述我们虽然说了很多能预防或者治疗这种思虑过度或强迫性思维的方法，但如果自己真出现了思虑过度或强迫思维的病证，我建议大家还是要上临床找大夫，在专业大夫的辨证施治下给予进一步治疗，千万不可掉以轻心。

说到这里，这思就讲完了。思是思考，是思虑，是人认知过程当中一个重要的阶段。另外作为"七情"之一，思主要是指人思考时候的这种情绪状态。因此人思考时候的这个情绪状态，实际上也是我们"七情"的一个前提，一个基础。也就是说，"七情"基本上是在我们思考、思虑以后而产生的，所以思在我们的"七情"及认知过程当中都是非常重要的。我也希望大家对于思有一个正确的认识，并且发挥思的一个正向的作用；另外对于一些思虑过度或强迫性思维，我们要想一些办法去杜绝它的发生和阻断它的发展，进而提高我们的生活质量，让我们能做好当下该做的事。

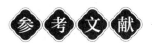

[1] 《灵枢经·本神》[M]. 北京：人民卫生出版社，2018:23.

[2] 《黄帝内经素问·六节脏象论》[M]. 北京：人民卫生出版社，2018:47.

第十三集
"不过"是悲伤

一、什么是悲伤

对于悲，我们该如何去认识它。举个例子，大家可能都经历过，小时候我们做错事，被父母批评了一顿，这时就会感到特别悲伤；或者是自己心爱的宠物丢了，喜欢的玩具弄坏了，也会感到特别的悲伤。再比如有些人在单位里，认为自己做事非常精细、到位，结果却得不到单位领导的认可，可能也会产生一些悲伤的情绪。还有当我们的同窗好友毕业了，或者有些亲戚、朋友去世离开了我们，这些离别也都会使我们的心情悲痛。

在《黄帝内经》当中认为："**人有五脏化五气，以生喜怒悲忧恐。**"也就是说，五脏跟我们的"七情"有一个密切的对应关系。其中"悲"跟哪个脏相对？悲在脏为肺，属于五行中的金，而肺又跟秋天相对应。所以一到深秋季节，树叶掉了，树枝空了，草也都枯黄了，再经秋风一刮，就是一片凄凉的景象。当我们想起深秋季节的景象时，是一种凄惨、凄凉的感觉，这往往会产生一种悲凉之感。另外《黄帝内经》认为悲属于金，金的性质是属于沉重、向下的，所以悲是属于阴性的情志。再从悲这个字上来看，上头是一个非，底下是一个心，从字意上来解释是"非心"，非心就是违背了自己的心愿，或是不能够达到自己的心愿，这都会导致悲。所以在我们生活当中有些惯用的祝福语，都是说"祝你万事如意、事事顺心"，因为事情的发展只有顺从了我们的意愿，我们才会感到开心、高兴。如果违背了我们的意愿，可能就会令我们感到悲伤、痛苦，这就是悲。另外我们常提到的"悲伤"，实际上也就是由于悲导致内心的伤痛，进而感到了痛苦。

❀ 二、多种多样的悲

人的悲伤是多样的，有的是因为自身的缘故，也有的是因为他人的缘故，甚至是因为整个社会、国家的缘故造成的悲。在北宋时期有个著名的文学家、思想家兼政治家叫范仲淹，他写的《岳阳楼记》就提到："先天下之忧而忧，后天下之乐而乐"，还有"不以物喜，不以己悲"。他的悲就是站在一个国家及人民的层面上，所以我们说他具有大悲的情怀。同样是北宋时期的著名诗人苏轼，他有一首诗说"夜来幽梦忽还乡，小轩窗，正梳妆。相顾无言，惟有泪千行。料得年年肠断处，明月夜，短松冈。"这是在描述他悼念亡妻的悲伤之情。在《三国演义》里，以仁义著称的刘皇叔刘备也是被悲伤打垮。他有两个结义的兄弟—关羽和张飞，后来又请来了军师诸葛亮，建立了蜀国政权。因为那时，魏国势力比较强大，所以东吴的孙权跟蜀国的刘备进行了结盟，谁料中途东吴却突然反悔，趁着关羽去魏国的时候把荆州攻占了，还把关羽给杀了，不久张飞也被自己的部下谋杀。这样的结果使得刘备痛苦万分，几乎晕死过去。悲痛的心情使他不顾诸葛亮的劝阻，决定发兵去攻打孙权，为自己的义弟报仇。结果被孙权打败，兵败如山倒，最终刘备一病不起，一命呜呼了。与这些例子相同，我们在生活中经历的一些不愉悦的重大事件，都可能使我们产生悲伤。

⚘ 三、过悲对人的影响

那么说到这儿可能有人会问，有了悲痛情绪以后，人会有什么表现呢？尤其是这种过悲的情绪，又会产生什么危害。

（一）过悲易伤肺

首先，大家可以从一个悲伤的人脸上看到，他的眉头会紧缩、脸色阴沉，他说话声音也比较小，低声细语、闷声闷气的。还有整个人不爱活动，显得特别地沉闷。因此，这样过悲的情绪会影响我们内在脏腑的气血运行，就会损伤人体的肺气，所以《黄帝内经》认为，悲与肺是相关的，它可以伤肺。

在南宋时期，有一位著名的医家许叔微，曾治疗过这样一位患者：有一位妇女经常无故悲伤，哭泣不止，而且对什么事都不感兴趣，还出现脘腹满闷，呼吸不畅、短促，甚至有点喘咳的症状。找了很多医生都治不好，有的医生甚至认为这妇女的病是由于鬼神作祟，就请巫师来祝由、驱邪，但这都不管用。后来把许叔微请了过来，许叔微一看就说这个病是由于过悲损伤了肺，才出现了这些症状。于是就给这位妇女开了个小方，就是《金匮要略》中的甘麦大枣汤，实际上就是由甘草、小麦、大枣三味药组成。结果患者吃了一段时间的药，人就渐渐好了起来。

在《黄帝内经》当中还说"悲为肺之志"、"肺为华盖"。其中华盖就是指，肺就像是把伞，罩在了脏腑上面一样，所以肺叫做华盖。另外肺主气，它能够散发出精微物质，像雾露一样布散全身。此外肺还主鼻，鼻窍由肺所主。所以当过悲了以后，会有什么情况？《黄帝内经》中说："悲哀则泣下。"也就是说悲哀以后，人就会哭，这样眼泪和鼻涕都出来了，也就是我们常说的一把鼻涕、一把眼泪，这就是悲伤影响了肺的作用。而且肺又主呼吸，所以当悲伤的时候，人喘气都不匀了，就会出现咳嗽、胸闷、叹息的情况。再严重一些，可能气短的症状也出来了。另外，《黄帝内经》认为**"肺主皮毛"**，所以我们的皮肤、毛发，包括我们的脸色都跟肺有关系。所以过悲的人，基本上脸色都不太好看，这是因为过悲损伤了肺，使得肺主皮毛的功能出现了障碍，容貌方面也就差了。因为**"肺主气"**，过悲伤肺导致了气少，所以《黄帝内经》当中说**"悲则气消"**，消是指少了、消亡的意思，也就是过悲使肺气受到了损伤。

曾经有一个中年女性患者到我门诊来看病，她是一位教师，一年多前因为母亲去世，心情非常地悲痛，逐渐就出现了出汗、怕冷，甚至浑身乏力的症状。她形容这个气就好像倒不过来，说句话都不能说完整，总感觉上气不接下气，最后无法再坚持工作。她来找我的时候，我一看她的身体就非常瘦弱，说话底气也不足，舌苔是白的，舌质也非常淡，一看面色也是苍白、神情倦怠，而且她经常说着说着话就要掉眼泪，悲伤欲哭。

这就是刚才《黄帝内经》当中提出的**"悲则气消"**，由于过悲消耗了我们的气。在《黄帝内经》当中就有一段原文，是解释这个气是怎么消的，它说：**"悲则心系急，肺布叶举。"**就是过悲以后，人体的心系，也就是心或跟心相联系的这些筋脉，就会紧张而将肺上抬。所以当我们悲伤、哭泣的时候，是不是经常往上吸气，这样就容易使得我们上焦的气不通，当上焦之气不能够上下升降的时候，就会导致**"荣卫不散"**，也就是我们中医讲的气郁，当这个气郁久了，就会化火生热，也就是中医常说的"气有余便是火"，而这个火热可以耗伤我们的气，就导致了气的不足。由于肺主气，当肺功能正常，可以把这些气以及营养物质像雾露一样布散滋养到我们的全身。但是过悲以后，损伤了肺，就会使得肺的功能异常，如此一来，这些气就不能布散了，于是就导致了气虚。

（二）过悲伤神志

除此之外，过悲还可以伤害我们的神志。因为过悲的人经常兴趣不足，就是对周围的事都没什么兴趣，就愿意一个人待在那胡思乱想，然后自己可能就哭了。所以过悲确实可以导致我们的神志和思维产生一些问题，甚至可以使人产生幻听、幻视、思维异常、胡言乱语等症状。在《黄帝内经》当中有这样一句话，叫做："**肝悲哀动中则伤魂，魂伤则狂忘不精，不精则不正**"就是说，过悲可以伤害肝所主的神志—魂。魂跟我们的感知觉、注意力及思维是有密切关系的，所以过悲伤魂以后，就容易导致人的神志出现异常。因此《黄帝内经》当中把它称作"不精"，这个不精就是不精明，不能够正确思考问题。"**不精则不正**"，这个"不正"实际上就是说思维不正常了。

大家都知道鲁迅写过一篇小说《祝福》，里边有一个经典人物叫祥林嫂。祥林嫂年纪轻轻就守了寡，后来就到了鲁四老爷家当佣人。之后她又被婆婆嫁给了贺老六，不久贺老六也死了，最后祥林嫂的孩子又被狼给吃掉了。就是这样接二连三的打击，终于使祥林嫂悲痛万分，结果她就出现一个神志异常的行为，逢人就说"冬天有狼把自己的孩子叼走了"，也就是发疯了。这是什么原因导致的，实际上就是过悲伤魂了。因为我们知道，魂和肝都是属于木，而悲是属于金，所以这是一个金克木的现象，因为过悲伤害了神志，而导致神志的异常。不仅如此，如果再继续悲伤下去的话，甚至可能导致死亡。所以《黄帝内经》当中还有这么一句话叫："**悲哀动中者，竭绝而失生。**"，就是说人可能会因过度悲哀而死亡。

在《史记·刺客列传》当中记载了这么一个故事：战国时期有个刺客叫聂政，在成为刺客前，他是集市上的屠夫，和母亲、姐姐相依为命。后来严仲子相中了聂政，想让聂政为他做件事。因为严仲子对聂政有知遇之恩，所以聂政答应了严仲子的请求。但前提条件是，自己现在承诺的事不能马上去办，因为他还要侍奉母亲，而且他的姐姐也还没出嫁。到后来聂政的母亲去世了，姐姐也出嫁了，聂政就去帮严仲子做这件事，到韩国去杀宰相侠累。聂政杀完侠累以后，为了不让别人认出他，他就拿剑把自己的脸皮割破了，还把自己的眼睛也挖了出来，毁了自己的容貌，然后把自己的肚子给切开，肠子拉出来自杀了。因为侠累被杀，韩国的国君大怒，一定要找出这个刺客是谁以及背后的指使人，但是聂政已经把自己破了相，于是韩国国君就把他的尸体暴晒在大街上，悬赏千金，让人来辨认。这件事传遍了诸侯国，这时聂政的姐姐聂安已经嫁到了齐国，她听说这件事后就在想，这很有可能是她的弟弟聂政所为。于是聂安就到了韩国，看到了大街上聂政的尸体，抱着尸体痛哭不止。这时路边的韩国人就纳闷儿了，觉得这个人是韩国国君悬重赏捉拿的要犯，大家躲都来不及了，她还敢来认尸。结果聂政的姐姐就说"他是一个非常有情有义的人，为了不连累我，等我出嫁之后才只身前往韩国来杀侠累，杀完侠累以后，还把自己的相给破了，就是不想连累他人。我做姐姐的怎么能因为自己的生死而毁了弟弟的英名"。于是她越说越伤心，整个人悲痛万分，恸哭不止，到最后，这位聂安也死在了她弟弟聂政的身旁。

实际上这个故事说明的就是大悲可以导致人的死亡，也就是《黄帝内经》当中所说的**"悲哀动中者，竭绝而失生"**，这个"中"就是指脏腑。因为过悲损伤了我们的脏腑，使得脏腑的气机逆乱，最终导致人的死亡。这样我们也就清楚了过悲的表现，还有过悲会对人造成的伤害，比如伤肺气、伤神志，严重的可能还会导致死亡。

四、易过悲的人群有哪些

那什么样的人容易产生这种过悲的情绪呢？首先，要看哪些人容易悲观。

（一）"太阴之人"容易悲

在《黄帝内经》中说人的体质、性格可以划分成五种，也就是阴阳五态人，有太阴之人、太阳之人、少阴之人、少阳之人，还有阴阳平和之人五种。太阴之人就偏于阴很盛，阳很少。大家都知道阳是向外、向上的、活泼的、好动的，偏于阳光的，这都叫做阳。那阴是什么？阴是向下的、向里的、静止的、不动的，就是偏于阴的。因此人的性格特点要是多阴而少阳，或多阴而无阳，这个人的表现就是偏于消极的，人不愿意运动，看事物的角度也会偏于悲观、不太好的那一面，可能就像我们说的有点"愤青"了。所以有哲学家举了个例子说，同样是半杯水，比较乐观的人会觉得，真好还有半杯水；比较悲观的人就会觉得，这杯子里怎么就剩半杯水了，他们看不到那种积极、上进的一面，像这样的人就比较容易产生过悲的情绪。因为他们首先看到的不是希望，而是看到的危险、失败。当然悲观性格的人也有好的方面，因为这样的人思虑会比较多，考虑事情比较深刻，能够预知风险，所以做事也比较小心、谨慎。但是这一类人从性格上来讲，是多阴而少阳，或多阴而无阳，就容易产生过悲的情绪。

（二）"欲满之人"易悲伤

第二类易过悲的人，就是那种欲求比较多、欲望比较大，或是比较追求完美的人。像这样的人，因为欲求多，期望值比较高，所以同样一件事没有办好，或是事情的价值没有实现，对他产生的挫折、打击可能就比较大，像这种人也是比较容易悲伤的。所以《黄帝内经》也一再强调我们要**"恬淡虚无"**，要**"志闲而少欲"**，实际上这也是对这类欲望比较大或是特别追求完美的人的要求。因为像这样的人，如果突然遇到生活境遇的变化太大，也容易产生悲伤。

在《续名医类案》当中就记载了元代名医罗谦甫的一个病案。罗谦甫在镇阳遇到一名官员，这官员的身材魁梧、意气风发，是正值当年的一位青年才俊。当时他每次出巡，身边都有很多的随行人员，侍从多到能把道路给塞满了，而且饮食、生活也没有什么不如意的事。后来不到三年，他因事被罢免了职务，心情开始变得悲伤、忧虑，饮食无味、精神日减，身体也逐渐瘦弱了下来，这就是描述一个人的生活境遇发生改变后对身体产生的伤害。

所以《黄帝内经》当中也提出：**"故贵脱势，虽不中邪，精神内伤，身必败亡。始富后贫，虽不伤邪，皮焦筋屈。""故贵脱势"**也就是说原来社会地位相当高，突然地位一下降，那种高贵的势头没了。经历过这种落差的人，就容易产生悲伤，进而过悲伤己。**"始富后贫"**是说刚开始特别富有，后来一下子贫困了，像这样的人，虽然没有遭受外界自然界风寒暑湿燥火的六邪侵犯，也会受到自己内在的情绪影响，进而产生一些疾病。

我们都知道人的情绪跟我们的气血、脏腑关系特别密切，也就是中医所谓的形神一体、形神俱备。当我们的气血旺盛了，我们的神才能健全。如果说气血衰少、脏腑损伤了，可能我们的情志、神志也就会出现问题，所以像有些得病的人，就容易产生一些悲伤的情绪。比如像气血不足的人，或是身体疾病比较多的人，尤其是像癌症、中风的患者。由于自身的气血损伤以后，可能就容易产生一些忧郁、悲伤的情绪。这一方面是由于气血受伤了，另外一方面就是因为这些病比较难治，让患者看不到什么希望，也就容易产生悲伤的情绪。就脏腑而言，《黄帝内经》强调更多的是肺，因为悲跟肺有密切关系，除此之外心也与之关系密切，因为心气不足的人也容易产生悲伤。所以《黄帝内经》当中一再强调：**"六十岁，心气始衰，善忧悲"**。就是说人到了60岁，由于心气不足，人就容易悲伤。所以在我们日常生活中也一样，如果压力比较大，使得思虑比较过度，可能就容易暗耗阴血，导致心肺的气血不足，就容易产生悲伤的情绪。

（三）女子特殊时期易悲伤

另外，有些产后的妇女也容易产生悲伤，这种产后抑郁症的情况在临床也不少见。妇女由于产后气血大伤，加上生完小孩以后，她的爱人或长辈可能会过多去关心孩子而冷落了自己，加上女人的心比较敏感，所以就容易产生悲伤。另外，在女性更年期也容易见到情绪无法自控，经常无故悲伤欲哭、无故发火的表现。在《黄帝内经》当中的解释是说：**"七七任脉虚，太冲脉衰少，天癸竭，地道不通，故形坏而无子也。"**也就是在七七四十九岁时，大约是女子绝经的一个阶段，因为其体内的激素波动很大，对她产生的影响也特别大，所以这个时候，人就容易产生悲伤。而且人到更年期的时候，任脉、太冲脉功能不足了，气血也就衰少了。还有**"天癸竭"**，天癸就是促进我们生殖功能成熟的物质，它也已经衰竭了，所以导致**"地道不通"**，实际上这就是指月经停止了。因此我们说像这类人，包括刚才提到的脏腑气血不足的人，或是突然遇到生活境遇发生很大变化的人，都比较容易产生悲伤的情绪。

五、悲伤情绪的两面性

既然悲这么不好，我们是不是就应该完全杜绝悲伤的发生？实际上我们不能完全去避免悲的发生，而是要防止过悲。因为这个悲本身就是我们"七情"之一，它是正常的情绪之一。正常情绪就像我们说的"七情"——喜、怒、忧、思、悲、恐、惊，这是正常的生理状态。如果说一个人没有悲，那么生活就不多彩了。而且这个悲是属于脏腑当中的一个情志，也隶属五行之一，它是不能缺少的。所以人的情绪当中，悲也是一个正常的存在，它是必备的，人应该有悲。因为有悲，才有高兴。没有悲的衬托，也就没有高兴了。情绪之间是相对的，就像阳光下也总有阴影。所以有句诗说"人有悲欢离合，月有阴晴圆缺，此事古难全。"所以悲也是我们正常人的情绪体现。比如我们现在很多电影、电视剧都是有喜剧也有悲剧，而且还有很多人愿意看这种悲剧，它反映的其实是人性多彩的一面。另外我们人体的气机运行是升降出入循环不断的，这个悲就可以使我们的气机往下走，有利于我们气机的升降出入，如此才能构成一个人完整、正常的气机状态，所以它是不可或缺的。

再者，情志之间可以相互转化。所以我们经常说化悲痛为力量，也就是把悲看作是一种事业或一件事情成功的前提，也就是运用阴阳间的转化。只要利用好，就可以使悲变成一个动力，这也是悲的一个正向作用，而且这种正向作用是我们人人皆有的，更应该要好好利用。

六、悲与忧的关系

那么悲和忧是什么关系呢？我们之前讲过忧，现在又谈到悲，悲和忧是一样吗？实际上，悲和忧是两种情志。那它们之间有相似之处吗？答案是肯定的。所以在《黄帝内经》当中说悲和忧都属于肺，也都属于金，它们都偏于一种阴性的情志，会使人体的气机下降，这是它们的共同点。但悲和忧还是有区别的。从时间的概念上来讲，忧是担心事情的结果，担心未来将要发生的会不如人愿，也就是人们预知事物发展的趋势和征兆，但是不好的事情其实还没发生，这就是忧。当不如意的结果一旦发生了，那就变成悲了。所以我们说悲和忧既有相同点，也有不同点，当然这个忧常常夹杂着悲，悲也经常带着忧。

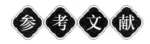

[1] 《黄帝内经素问·天元纪大论》[M]. 北京：人民卫生出版社，2018:246.

[2] 《黄帝内经素问·解精微论》[M]. 北京：人民卫生出版社，2018:386.

[3] 《黄帝内经素问·举痛论》[M]. 北京：人民卫生出版社，2018:151.

[4] 《灵枢经·本神》[M]. 北京：人民卫生出版社，2018:23.

[5] 《黄帝内经素问·上古天真论》[M]. 北京：人民卫生出版社，2018:3,4.

[6] 《黄帝内经素问·疏五过论》[M]. 北京：人民卫生出版社，2018:374.

[7] 《灵枢经·天年》[M]. 北京：人民卫生出版社，2018:97.

第十四集
如何对待消极的"悲"

前面我们讨论了悲属于消极的情绪，那我们该如何去预防这种消极的情绪产生？过悲情绪产生以后，我们又应该怎么去处理？

一、"悲"是如何产生的

首先我们要谈一下悲产生的原因到底是什么。

（一）外界刺激产生悲

在《礼记》当中就说过，悲的产生是"情感于物而后动"。换句话说，就是我们受到了外界的刺激，使得我们产生了悲伤的情绪。

前一段时间，我门诊上来了这么一个患者，这是一位女性，当她走进诊室时，我感觉这个人是比较注重自己仪表的一类人，着装比较得体，化妆也比较精致。进来以后，她也是微笑着跟我打招呼，看起来各方面都还不错，但是当我们近距离仔细观察她的时候，就会发现她的气色并不是很好，脸色也是比较暗沉的，不是那么鲜亮，虽然她化了妆，但是眼睛没有光彩，而且还带点忧伤。后来经过询问得知，她是过来看失眠的，她说自己经常睡不着觉，身上也没有力气，这种情况持续了一年，期间吃过很多药，但是都没什么效果，有时还得借助一些安眠药才能够入睡。她平时胃口也不好，不怎么想吃东西。后来我就问她刚开始出现失眠的时候，是什么诱因导致的。说到这里，这个女子就开始掉起了眼泪，她说是因为夫妻感情出现一些问题，有了矛盾，从那时开始，她就开始出现失眠，而且情绪也不好，一想起来就想哭。

经过长期地总结我们发现，现在很多悲伤情绪的产生，都跟我们的感情有密切关系，同时也都由一些外界的刺激来引发。比如到了深秋，人的情绪很容易就低沉了，这也就是古人所谓的"自古逢秋悲寂寥"。所以我们也把这种秋天的悲伤称作悲秋，或秋悲。这就是由于外界环境的刺激，影响了人的情绪。在《黄帝内经》当中也说："**人与天地相参也，与日月相应也。**"就是说我们人跟自然是一个整体，当自然界有了变化，人也会有相应的变化。

（二）悲和个性相关

除了外界的刺激，悲的产生，实际上还跟我们人的个性是有关系的。也就是说，不管你从外界感受到的刺激有多大，重点是你有没有看重它，如果你看重它，感受得比较深，刺激相对就比较大，就更容易产生悲伤的情绪；相反，如果你对这个外界的刺激感受的比较轻，那你就不容易产生一些悲伤的情绪。因此我们说这个悲的产生实际上跟我们的个性，以及我们的期望值是有密切关系的。所以我们常说期望越大，失望也越大。

（三）悲的产生和脏腑相关

除此之外，"悲"的产生还和我们人体脏腑、气血有密切关系。在《黄帝内经》当中说肺在志为悲，所以当肺气不足时，这种悲志就容易发生，过悲的情绪也就容易产生，也就对外界刺激的感应比较敏感。除了肺之外，悲还跟心有密切关系。前面我们也说过**"所以任物者谓之心"**，心是代表我们人体与自然界接触、感知和沟通的一个器官。当外界有了刺激，心得先去感受，因此我们也称**"心者君主之官，神明出焉"**。这个**"神明出焉"**实际上就是指感知觉，所以《黄帝内经》也提到：**"悲哀愁忧则心动"**。就是说当外界有悲哀愁忧的事情，首先是被心神感知，再通过心神的调节，而使肺产生了一些变动，再反映到我们的外在表现，也就产生我们悲的情绪。因此当一个人心气虚的时候，也容易产生悲的情志，所以《黄帝内经》中说：**"心气虚则悲"**。另外《黄帝内经》还有这么一句话，叫做：**"神有余则笑不休，神不足则悲。"**这里的神实际上就是心的一个代名词，就是说一个人如果心气充足的话，就会比较乐观大方、心胸开阔，如果是心气不足，就会容易产生一些悲伤、忧愁的情绪。

以上我们谈到这个悲的产生主要有三个方面：第一个是外界环境的刺激；第二个就是我们内在性格对待事物的态度；第三个就是我们自身脏腑气血的情况。

❀ 二、如何调节"悲"的情绪

对于外界刺激这个方面，我们其实是不太好控制的，不然就是逃避，如果能够躲开了，那可能还行，但如果逃避不了，就应该要有正确的态度去面对，这就要靠我们自身的性情修养。所以我们说，虽然产生悲情的途径有这么三个，但是我们真正能够把握的主要是后两者，也就是调节我们自身的性格，还有调节我们身体的脏腑气血的功能。

（一）"修心养性"悲自消

第一个，我们提到了可以修心养性。"性"是性格也是性情，实际上它包括了两个方面内容：一个是先天禀赋，由父母遗传，另外一个，就是来自我们后天的培养。在《三字经》里边开篇就提到说"人之初，性本善。性相近，习相远。"这里说的"性相近，习相远"，其实也就指人的本性在出生以后是差不多的，并没有特别大的差别，但是随着后天的学习发展，人和人之间就逐渐不一样了，这就是后天培养的结果。

现实生活中，我们会发现，来自家庭不和睦、父母离异，或是经常受到父母训斥、贬低的孩子，他们的性格可能就偏于悲观，因为他们经常得不到父母及他人的肯定。我有一个朋友，家里有一个小女孩，由于他们两口子感情特别好，而且也特别疼爱这个孩子，在各方面上都是尽力给这个小孩最好的，还经常让她去参加各种培训班，或带着她外出去活动，所以这个小女孩个性也特别的乐观、特别的大方、嘴也特别甜，特别招人喜欢。

另外还有一个朋友，他有一个小男孩，这小男孩的情况就没那么好了。虽然男孩的父母对他也是特别的疼爱，但是父母对这个孩子的期望值特别高，也就对他的要求也十分严格。一旦这个孩子的言行不符合父母的要求，父母就会贬低他或打骂他。另外他们对孩子的学习成绩要求也特别高，每次考试都必须在班里名列前茅，如果有一次考得不好，那父母的言语也就不怎么和善了。由于这个孩子很少听到父母的鼓励，还经常听到的一些负面的言语，结果就导致这个小男孩的性格特别内向和郁闷。除了不太愿意见陌生人，跟人说话也没有笑容，还经常愁眉苦脸，而且胆子也特别小，见人总是低着头。这小男孩尤其在意别人开的一些小玩笑，总觉得这些玩笑好像就是刻意针对他的，他听完后会很伤心地哭泣。

从以上两个例子，说明孩子后期性格的养成，跟父母或是周围的人有很大的关系。所以像这样性格的孩子，一旦遇到了悲伤事件的刺激或打击，他就承受不住了，因为他看待事物总是特别消极的、悲观的。

在《黄帝内经》当中就提到："**志闲而少欲，心安而不惧。**"我们应该尽量去减少那种内心的欲求，这样当我们遇到外界的一些刺激时，也能较好地去应对。因为我前面也说过，当一个人对一件事情的期望过高的时候，可能遭受的打击和挫折也是越大的。但是当你不再那么看重的时候，情绪感受就会好一些。另外我们还要保持心情的开朗、心胸的开阔，因为我们的心就好像是一个空间，看你能盛多大，如果说你的心胸像一间小卧室，那么你能盛的事可能就和小卧室这么大。这时如果卧室中有一个杯子打碎了，你感受的刺激就可能会很大。但如果你的心胸特别大，像是能装进整个大楼，或装进北京市、装进全国、甚至能装进全世界，那么这个时候再摔一个杯子，你可能就没什么感觉了。

那我们如何增加心胸的开阔度？我个人崇尚以下两个建议：第一读书，第二旅行。当你走出家门去看看外面的大千世界时，就会发现这个世界不只是你目前认识的这么一小点的东西。当然也会有人说没这个条件，没时间外出旅游，那还有一种方式就是读书。古语云"书中自有黄金屋"、"不出门便知天下大事"，这就是靠读书来获得的。

因此在修心养性这个方面，首先我们要提醒各位家长们，为了孩子的成长，我们一定要注意培养他的一个完整、良好的人格，不要对他期望值太高，要给孩子多一些夸奖，少一些打骂；另外一方面要减低我们的欲望值，同时让我们的心胸开阔、豁达一些，这些都是修心养性的好方法。

（二）"以情胜情"治悲伤

第二个就是《黄帝内经》当中提到的"以情胜情"，也就是情志相胜的方法。这就是《黄帝内经》当中提到的，当人体某一个情志太过时，可以用另一个情志去制约。比如，悲是肺的情志，肺在五行属金，火克金，而心属火，所以我们可以用心的情志喜来克制悲。

在张从正的《儒门事亲》中记载了有这么一个医案：有一个人听到父亲被害的噩耗以后，悲痛万分，大哭了一场，结果逐渐出现心口疼，而且疼得越来越厉害。经过一个月以后，就感觉胸口这儿好像有个杯子覆盖似的，上不来也下不去。这个人找了很多医生治疗，但都没什么效果，最后就把张从正请来了。张从正来了一看，发现有两个巫师也在这儿，于是张从正就开始学着这两个巫师的模样，开始又唱又跳，口中还夹杂了狂言乱语，结果竟逗得这个患者大笑不止，甚至笑到捧腹弯腰。结果过了一段时间，这患者就发现胸口里结住的东西，慢慢就消失了。好多人觉得挺奇怪，就去问张从正，这是什么原理。张从正就说《黄帝内经》当中提到过忧则气结，过于担忧、过于思虑也可以造成气的结滞。但是喜则百脉疏和，而且喜可以克悲，这就是运用喜胜悲的一个情志疗法。所以我们常讲以情胜情，实际上就是这个意思。在日常生活当中我们也都知道，大家把喜或笑都作为一种愉快的心境或相对轻松的情绪体验，所以适度的笑，对改善这种焦虑、抑郁、悲伤的情绪，应该说是十分有益的。我们常说的笑一笑，少一少；愁一愁，白了头，说的就是这种观点。

前段时间有一位40岁左右的女患者到我门诊来看病，她的主诉是最近工作压力特别大，而且两年以来情绪特别低落，总是感到悲伤不已，加上经常失眠、多梦，身上也没什么力气，每天的心情都是闷闷不乐的，甚至经常说着说着话就哭了。我问她有什么原因没有，她说确实也没什么特殊原因。后来我就给她开了一些药，另外我问她喜不喜欢跳广场舞，她说从来没跳过。于是我就鼓励她去坚持跳一段时间广场舞，让自己的心情放松。结果她也确实听话，就去学跳广场舞。后来过了一段时间，她告诉我心情确实慢慢开朗了好多，也不经常哭了，对事物的兴趣也浓厚了很多。实际上我们说跳广场舞，就是在利用喜的情绪来调节这种悲的情绪，因为跳广场舞可以跟人沟通，可以听音乐，还能按照音乐来活动自己的身体，容易使人感到高兴。

前面我也提到《黄帝内经》当中说："**神有余则笑不休，神不足则悲。**"这个神，实际上指的心，也就是我们说的心主神明，而这个心的情志所对应的情绪就是喜。所以你如果去理解《内经》的这句话，就是说喜有余的话，人就会笑不休，而当喜不足的话，人就容易悲。因此我们就要想尽办法让患者多一些喜悦，有了喜悦之情，就能转化悲伤的情绪，这也就是用喜的方式来治疗悲。

（三）"移精变气"解悲伤

第三个方面就是我们经常说的，可以"移精变气"。所谓移精变气，就是指移情易性的方法，也就是运用各种方法来转移或分散这个患者心理活动的指向。通俗一点，就是转移他的注意力，使他的情绪发生改变。比如现在年轻人都是自由恋爱，也就时不时能听到有人失恋的消息，那么被抛弃的一方可能心里就会很悲伤。这个时候就可以试着用一些方法来改变他的注意力。比如像大学里头，如果你正处于失恋的悲伤情绪中，但考试马上临近，而且如果考试没通过，你可能就会挂科，这时你就会认真投入到复习考试中，转移自己的注意力，那么失恋的悲伤情绪可能也就慢慢过去了。

我曾经遇到过这么一个患者。他是一名教师，当时他为了要评副高职称，花了很多的心思，他自己也认为准备的材料已经够多了，而且文章也发了不少，水平也算可以了。本以为副教授的职称应该稳了，但评审结果竟然没有他。他形容当时的心情真是悲痛万分，慢慢地出现了睡眠不好，不想吃饭，一整天都是无精打采的状态，对任何事情也失去了兴趣。他当时到我这儿来看病，我就说现在这种情况要从根本去解决，就是给你一个职称，但是这是不可能的。于是我就给了他一个建议，我说你能不能现在出去玩一趟。他说他就是没兴趣玩儿。我说这是治疗的方案，所以你必须按照我的话去做，这个治疗方案专门针对你的病情。于是我就让他组织两三个比较要好的伙伴，然后让他亲自设计一套旅行方案，包括到哪儿玩，机票的购买，还有住宿及车辆联系等。其实就是找一个地方，待的时间也不要长，大概7天到10天的行程就可以，然后把这个行动彻底实施。这患者也挺听话，就按照我所说的去进行了。结果一个月以后回来他告诉我，原来那种悲伤的情绪都没了，又恢复成了正常人。实际上这就是个移情易性的例子，通过转移他的注意力来改变他原本那种郁郁寡欢的情绪。

再反观我们现在临床上，有很多这种病其实没多重。但是因为自己想得太多，结果就越来越焦虑，越想越悲伤，感觉疾病治疗无望，慢慢就导致了自己越来越痛苦的情况。

另外有人也提问过我，这种病可不可以通过听音乐缓解。其实听音乐也是移情易性的一个方法，在《黄帝内经》当中也确实提到过这样的内容。因为在中国古代的音乐分成五个调，那就是角、徵、宫、商、羽五个。这角、徵、宫、商、羽五音，分别跟我们的肝、心、脾、肺、肾是相对应的，也是跟木火土金水是相对应的。具体而言，这木音也就是配肝，也就是角音，就是我们现在简谱当中的3；那这个心，也就是火，对应的是徵音，按现在的简谱来讲就是5；土音就是跟脾相应，也就是我们所说的宫音，按简谱来讲就是1；金音是跟肺相应，它就是2，也就是商音；那水就是跟肾相配，按现代的五音来讲就是羽音，简谱来讲就是6。那你看，这里跟金相配的是什么音呢？就是商音，是2。那么悲应该是跟金相应的。我们知道火是克金的。所以如果过度悲伤，我们其实就能听点徵音的音乐，也就是我刚才所说的5这个调的音乐。那徵音是个什么音，按古人讲这个徵是"止也"，止就是停止，物盛而止。因为物太盛了，所以要停止。因此这个音应该是偏于一种明快的、高亢的，所以对于一些过于悲伤的人，我们应该让他听一些节奏比较明快，比较欢乐、激昂的音乐，来制约一下他那种悲伤的情绪。

此外，学会发泄也是一种移情易性的方法。比如感到悲伤了，你真正痛痛快快去大哭一场，也是能够发泄一些不良情绪。当然也有研究表明这种痛痛快快地哭泣以后，人的情绪强度一般可以降低40%，而且哭泣以后可以将很多对我们人体有害的那种生物活性物质排出去，所以真正地痛哭一场，对人缓解悲伤的情绪也是有利的。另外还有一些比较常见的现代方法，比如到心理咨询室去找心理医生开导。还可以去那种发泄室，在里面发泄不良情绪，这些都是缓解悲伤的方法。

（四）调理五脏防治悲

其实除了上面缓解悲伤情绪的方式，我们还有一个非常重要的方法，就是调理我们的五脏。因为这个悲的产生跟我们的脏腑气血有密切关系，所以可以通过调理我们的脏腑气血功能的方式，来达到缓解悲伤的目的。

前面我们已经说过这个悲的产生，是跟我们的心、肺有密切关系。所以我们可以适当的补心气、补肺气来防治悲伤，比如我前面提到使用甘麦大枣汤去进行治疗，这实际上也是通过补心肺之气来调节悲的情绪。

那除了补心气、补肺气以外，跟情绪相关还有一个非常重要的脏腑就是脾。《黄帝内经》当中说**"脾者，土也，治中央""在志为思。"**我们前几集也谈过，说这个"七情"当中思是其他情志的根。因此悲也是一样，是我们人受到一定刺激以后，有一个先思而后悲的过程，思依然是它的前提。所以在五脏当中，虽然位置各有上下，但脾是处于中央的，所以五脏是以脾作为基础的。而且脾不仅可以运化营养物质，五脏气机的升降出入活动，都是通过脾承上启下的作用来作为枢纽，所以古人把脾称作中枢，认为脾可以斡旋五脏的气机。因此我刚才说除了可以补心气、补肺气，还要紧紧抓住脾的调理，因为脾是能有效预防、治疗过悲情绪的一个脏腑。

前不久，我们门诊也来了一个患者，这是一位53岁的女性，她的情况就是平时容易悲伤、忧愁，这个人也是比较自卑，总感觉自己事事不如人，所以也不愿意多跟人打交道，而且睡眠质量也不好，食欲也很差，有小便频数的情况，人也经常疲乏无力。当时我抓住了一个关键就是补脾气，也就是通过健脾益气的方法，使用甘麦大枣汤合上六君子汤去加减调理。由于这个患者除了乏力和失眠外，她还经常爱哭，而且还会产生点幻觉。因此，我判断这个患者还有痰湿蒙窍的情况，所以在主方的基础上，还配伍了化痰开窍之品，这样从脾来论治悲，效果是比较满意的。

我的老师王洪图先生也曾经治过这样的患者，那是一位37岁的女性。她的主诉是从两年前就经常出现这种睡眠差，不爱言语，不喜见人，无故哭泣的情况，而且还伴有呕吐、腹泻、思维迟钝，经常不想上班的症状。不过她还有一个特殊的表现，就是虽然是悲伤的情绪居多，但有的时候又会出现比较兴奋的情绪，而且每当兴奋的时候，她就会特别爱管闲事。比如她看别人打乒乓球时，虽然自己的乒乓球其实打得也不怎么样，但她非要过去给人指导，别人不听她的意见，她还不乐意了。另外她还有一个特点，就是一到春天，她就容易抑郁，悲伤的情绪也比较重，但是一到秋天，反而又变成一种偏于兴奋的状态，所以当地的精神病院给她诊断的是躁郁症。她到门诊来看病的时候，王老师觉得她大多时候都处一种偏于抑郁、悲伤的这么一个状态，总是沉默不语、哭泣不止，甚至还有自杀的倾向，舌苔是比较黄、腻，脉也是偏弦的，所以王洪图老师就给她开了张方子，也就是柴芩温胆汤的加减。实际上方子里头的茯苓、半夏、陈皮、枳实、竹茹这些药都是调理脾胃、祛除痰湿的药。因为体内的痰如果多了以后，就会导致中医所谓的痰蒙心窍，当人的心窍被蒙蔽了，人也就不开朗了，甚至悲伤起来。所以这时，我们可以用这些健脾胃、祛痰湿的方法，来使人的气机调畅起来，这样心肺功能也就恢复正常了，人的悲伤情绪也就改善了。

至此，我们把悲这个情绪给大家做了介绍，包括什么是悲，过悲会有什么样的危害，还有什么样的人容易产生悲。以及悲是怎么产生的，我们又该如何去应对这种悲的情绪等等。而且我们还介绍了，患者可以通过修心养性、转移注意力或者正常发泄的具体方式，来调节这种悲的情绪。而作为一名医生来讲，我们就要考虑可以利用一些以情胜情的方法，或运用这些补益心肺、调理脾胃的方法来进行悲伤情绪的干预治疗。

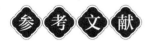

[1] 《黄帝内经素问·咳论》[M]. 北京：人民卫生出版社，2018:147.

[2] 《灵枢经·本神》[M]. 北京：人民卫生出版社，2018:23,24.

[3] 《黄帝内经素问·灵兰秘典论》[M]. 北京：人民卫生出版社，2018:40.

[4] 《灵枢经·口问》[M]. 北京：人民卫生出版社，2018:64.

[5] 《黄帝内经素问·调经论》[M]. 北京：人民卫生出版社，2018:228.

[6] 《黄帝内经素问·上古天真论》[M]. 北京：人民卫生出版社，2018:3.

[7] 《黄帝内经素问·太阴阳明论》[M]. 北京：人民卫生出版社，2018:123.

[8] 《黄帝内经素问·阴阳应象大论》[M]. 北京：人民卫生出版社，2018:27.

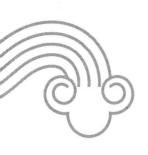

第十五集
令人畏惧的"恐"

上一集我们讲了《黄帝内经》"七情"喜、怒、忧、思、悲、恐、惊当中的悲。那么这集，我们再讲讲"七情"当中的恐。

一、什么是"恐"

恐，是一种特殊的情绪体验。小的时候，自己做错了事，害怕父母责问的惶恐万分，这就是恐。害怕老鼠、蛇的人，一见到这类动物就十分紧张，甚至全身打哆嗦，这也是恐。

在《说文解字》中："恐"和"惧"是转注字，"恐者，惧也"，惧就是畏恐也就是畏惧、害怕的这么一种情绪体验。在《黄帝内经》当中，恐在脏为肾，肾主恐，而肾在季节中与冬相对应，恐与冬属于同一类，因此也具有相同的特点。所以，一到冬天，就可以看到一些小虫躲在洞里藏起来，展现出万物萧条，闭藏起来的现象。而人在遇到恐怖的事情时，也会下意识的选择躲藏、躲闪，只是有些人会表露出来，有些人没有表露出来。青年学生在第一次上台表演或者演讲的时候，大多数都有声音发颤，目光呆滞，肢体僵硬的表现。不用问一定是紧张造成的，这就含有恐的成分在里面。

另外，中医认为，恐属水，跟肾脏相匹配。水也好，肾脏也好，都是在下、在里、往下走的，所以恐又有一个特点——恐则气下。出现恐的情绪以后，人的气血不是往上涌的，而是往下走。所以你看人的形态也是一样，一个人特别害怕、恐惧，他往往采取一个蹲着的姿势，或者有的干脆就躺下，甚至腿都迈不动道。这是气机往下走的一种表现。

说到恐，一般很多人都说成惊恐，把惊跟恐联系在一起。实际上，惊和恐是两种情志，二者不完全相同，但是二者又有密切联系。往往由惊可以致恐，而由恐又可以促进惊的产生。至于他们俩的区别和联系，我在下一集再具体的说，这里，我们着重说一下恐。

实际上，恐分两种情况。一种是"卒恐"，《黄帝内经》中称之为**"大惊卒恐"**。卒恐就是突然的恐。突然的恐实际跟惊是有点关系的。

1976 年的唐山大地震，2008 年的汶川大地震，2017 年九寨沟又发生地震，这些意外发生的特大事件，死伤了很多人，使得人们的心灵受到了很大的创伤，实际上这就是恐。由于经历了这样的事件，尤其是亲身经历地震事件的人，很多人心里都留下了创伤的阴影，也留下了一个恐惧的阴影。造成一个状况：一提起地震自己就先哆嗦，害怕。晚上也不太敢睡觉，一有点风吹草动马上就联想到了地震。到了一个风声鹤唳，草木皆兵的地步。这就是所谓的"卒恐"。除了地震，比如说一些火灾、泥石流、洪水等一些无法预料的事件，也可能造成"卒恐"。

当然，也不一定是所有经过"卒恐"的人都会产生心理创伤。因为它有一个前提，也就是中医所说的脏腑的强健与否，尤其是肾脏的虚与不虚。不虚的人可能遇到这样的事件是一过性的，当时产生了恐惧的心理，过后就修复过来了。而肾气不足的人，可能这个事件的影响存留在身体内时间就比较长，于是恐惧的心理就留下来，产生了一些恐惧症。这也是一种恐。

另外还有一种恐是发自内心的，是由内而产生的，跟外界刺激的关系比较小。有的是由于外界刺激，但刺激因素很小，有的是干脆没有刺激就产生了。

清代有个名医叫汪必昌，他在《医阶辨证》里边有这么一段话，说："恐者，外无所触，而心常恐惧，不能独宿独处。"就是说有一部分人，心理就是害怕一些事情，不敢一个人待着，也不敢一个人在房间里独处。有人还特别怕黑，不敢出门，不敢与人去交流，这是一种发自内心深处的恐惧现象。

现在有一个病叫做"恐惧症"，恐惧症就是人们对一些特定的对象或处境感到害怕的一种情绪体验。其中最常见的就是"幽闭恐惧症"，即对于一些密闭的空间感觉到恐惧。有些人害怕坐飞机，害怕坐地铁，害怕进电梯，一进这些比较封闭的地方，就会心慌、心悸，甚至出冷汗。这种恐惧症就是一种病态了。这时就要去看看心理医生，看看精神科医生，找大夫去进行治疗。这是恐惧的另一种形式。

讲到这，有人就问了，说到恐，尤其是过恐，它有什么表现？它对我们人体有什么害处？这里我们说几个。

❀ 二、"恐"的病理表现

（一）恐则气下

我们在前文已经提到了，《黄帝内经》当中叫**"恐则气下"**（《素问·举痛论》）。这一点大家都知道。现在有很多的旅游景点都修有一些玻璃栈道，建在悬崖峭壁上，底下是玻璃，人走上去以后，底下是万丈深崖，走着一看脚底下，特别令人害怕。有的人在上面就走不动道，迈不开步子，恨不得就蹲着不走了，有的再一看，脸色煞白，冷汗直流，心跳加快，喘气加速，这些症状一下全出来了。有的人称其为恐高，实际上恐高在《黄帝内经》中也专门有过一段论述，在《灵枢·大惑论》说："余尝上于清冷之台，中阶而顾，匍匐而前则惑。余私异之，窃内怪之，独瞑独视，安心定气，久而不解。独博独眩，披发长跪，俯而视之，后久之不已也。"这段原文是讲，黄帝在问岐伯，说我上这种清冷之台，上到一半以后，四处一观望，头晕目眩，只能爬着了。就不明白怎么回事，不上这个台子的时候，脑袋也不晕，眼睛也不花，怎么一上来就这样了呢？心里就比较纳闷，感到奇怪。尽管这时候，自己闭目养神，安神定志，但睁眼再一看看，还是不能解决，仍然是头晕目眩，眼花缭乱。于是把头发披散开，跪在这儿，休息休息，安神定志，使精神、形体放松，也还是不能解决问题。这实际上就是恐高症。

恐高症怎么就恐"高"了呢？实际上中医认为，是因为心中恐惧，恐惧以后气是往下走，而不往上行。所以在《素问·举痛论》当中又有这样一段原文："恐则精却，却则上焦闭，闭则气还，还则下焦胀，故气不行矣。"产生恐以后，肾气不能往上走，上焦的气也下不来，这就形成了一个上下不通的状态。这样下边的气上不去，与上面的气交通不起来，所以它又回来往下走，形成一个恶性循环。气血不能往上，导致孔窍失养，头晕目眩，脸色苍白。而气机又往下走，导致人腿迈不动，甚至出现大小便失禁的情况。所以有时候我们也说，吓得大小便都出来了，实际上这就是恐则气下所导致的，这也是过恐的一个表现。为什么登高以后有的人恐惧，而有些人不恐惧呢？这可能跟他自身肾气的强弱有密切关系。

明代黄暐所作的《蓬窗类记》当中也记载了一个医案，说有一位产妇要生小孩了，结果难产，疼得也是忍耐不住。于是把先生，也就是医生给请过来。先生一看这种情况，属于胎气上逆，怎么治呢？这位先生就大拍桌子，又大声叫喊。孕妇一害怕，小孩生出来了。实际上这就是一个恐则气下，利用害怕的心理，导致气机下降，使得逆上的胎气下来了，于是小孩也就生出来了。《内经》的《素问·举痛论》中认为**"恐则气下"**，这实际上是恐对于人体的一种影响。

（二）过恐伤肾

过恐以后可能会伤肾。《黄帝内经》当中也说了，恐跟肾是相关的，所以过恐以后可以伤及肾脏。当然，我们说恐伤肾，也是恐超越了一定程度以后，才会伤肾。前面所提到的恐则气下也是伤及肾气的一种表现。

在《续名医类案》当中记载了这么一则小儿惊恐致病的医案。说有一个小男孩，平时比较贪玩，不怎么喜欢听老师的话，他上的私塾，平时老是做一些小动作，不好好听讲也不好好做作业，当然他还比较害怕这位教书先生。有一次，就在上私塾的时候，他在底下做些小动作，结果突然教书先生来到他面前，这个小男孩一下给吓坏了。自此以后产生一个症状，每到朔日的时候这个小孩就晕倒。什么是朔日呢？朔日就是指农历的第一天，农历第一天也就是初一，初一的时候是见不着月亮的，它也不亮。初二、初三以后可能出个小月牙，到十五的时候月亮才明亮。中医当中认为天上的太阳和月亮，太阳属于阳，月亮属于阴。所以在朔日的时候，月亮没有亮光，阴是大虚的，阳气最盛，所以这个时候是阳盛阴虚的时刻。每到朔日的这个时候，这个小孩就会不醒人事，几天以后才慢慢地苏醒过来。一连很长时间都发生这种情况，众人不知怎么回事，请医家到这里一看，说这种情况属于自身的肾阴大虚，再到朔日时，自然界阳气又旺盛，阴气也不足，两个阴虚叠加在一块，病情就复发加重了。因此，需要用补肾经的药物。所以就开了一个六味地黄丸，加上远志，又加一点肉桂，引火归源，来治这种病。由于肾阴虚，就会有虚火，虚火会扰动心神，所以导致神昏不语。这也是遵循《黄帝内经》当中所载"壮水之主，以制阳光"的法则来治的。实际上这也是由于恐导致了伤肾的一个表现。

我曾经也见到过这样一个患者，一个中年妇女，平时挺爱跟人聊天，也挺爱跟人沟通的。但是出现一个事情：前一段跟她一起玩的人有几个查出了癌症。她就特别害怕，于是今天到这个医院，明天到那个医院，去做检查，担心自己是不是癌症。结果各项检查出来以后，都没有什么阳性指标，但她还是特别担心。有一天到我这里看病，都说完了，方子也都开完了，到最后她临出诊室的时候，还再回头问我一句，大夫，您说我不是癌症吧？她由于惧怕自己得癌症，出现了失眠、疲乏、腰酸软无力的症状。还出现一种症状，二便频数，大便小便都比平时多了。在《灵枢·本神》当中讲：**"恐惧而不解则伤精，精伤则骨酸痿厥，精时自下。"**这是由于恐伤及了肾，导致肾的阴精不足，肾阴精被伤以后，导致人骨节酸痛，腿软，手软，出现骨软无力，四肢发冷，大便小便比较频繁的症状。男性还会出现滑精、遗精等现象。而《黄帝内经》也认为腰为肾之府，所以肾被伤以后，人就会出现腰酸腿软的症状。这也是恐伤肾的一种表现。

（三）恐伤心神

恐不仅可使气机往下走，可以伤肾，恐还可以伤及我们的心神。所以在《黄帝内经》当中，有一句对恐的描述，叫做**"心下淡淡，恐**

人将捕之"（《灵枢·邪气脏腑病形》）。这个淡淡的本意，就是水泊摇动的样子；恐人将捕之，就好像老担心、老觉得有人过来抓他。

我们就确实碰到过这样一个男子，是一个 30 多岁的男性，他也是睡不好觉，失眠、焦虑，不愿意出家门，就愿一个人独处。你一问他原因是什么？他说他本来胆就小，结果有一天晚上在外散步，突然碰到警察抓逃犯，他一看见警察，内心感觉就是有人要抓他，一看这警察他心里就害怕他就跑。结果这一跑，让警察给抓住了。警察正在抓逃犯，一看他跑，肯定就盯着他了，还告诉说不能再跑，再跑我就开枪了。结果他更加害怕，当然了，他也没什么事，逮了以后又给放了。但是至此他就落下这么一个毛病，就老觉得有人可能要抓他，所以心里特别的恐惧。在《灵枢·本神》就把这种情况称作**"恐惧者，神荡惮而不收"**，也就是说神散乱了。

中医讲心是主我们人的精神思维活动的，一旦心神被伤，我们也就干不了什么事了。神主形，心神被伤，神乱了，形体也就做不成一些事情了，脏腑功能可能也就产生一些障碍，所以也会出现一些失眠、健忘、交流障碍、焦虑的症状，甚至可能会产生抑郁症。在 2018 年 1 月《北京晚报》报道了这么一个例子，说甲乙两家是邻居。甲家在装修房子，就把一些建筑垃圾堆在了门口。有一天乙家主人回来，回来比较晚，天比较黑，人就在这个建筑垃圾上摔了一跤，结果乙方这家就怒气冲冲，不乐意了，拿着一个铁管子就跑到甲家，想找甲家理论出气。结果甲家这个主人原来就有冠心病，经他这么一吓，心里一害怕，心脏病复发了，赶紧送到了医院。住了七天医院，心脏病才开始平稳。实际上这个例子说明什么？就是由于恐惧可以引发旧有的疾病。过恐这种情志是一种应激反应，在这种应激反应过程中，若自身原本就有一些旧病，遇到恐惧、过恐这种事情，原本的旧疾就有可能复发，我们也称为过恐致病容易伤潜病之脏，这个潜病就是原本旧有的一些病症。

除此之外，过恐甚至还可以导致死亡。古典名著《三国演义》当中有这么一段，这个很多人都听过，就是张翼德大战长坂桥。实际上讲的是当时曹操攻打荆州，赵云在乱军当中把这个阿斗给救回来了。这个时候，张翼德去长坂桥接应赵云。一看曹军大队人马前来追杀，张翼德站在长坂桥上，横眉立目，背后是大树林，这种烟火弥漫，让人一看，好像是后面有伏军。张翼德站在长坂桥上，高声立喝，说张翼德在此！有谁敢来决一死战？那声音就如同雷鸣一般。实际上曹军里头很多人，都是惧怕张飞的，又听一番轰雷般的喊叫声，当时曹军很多人就纷纷害怕、退缩。这时候按书里描写，是曹操身边的夏侯杰被吓得肝胆俱裂，坠亡于马下，最后吓退了曹操的军队。

这实际上就是由恐直接导致了死亡。这一点《黄帝内经》当中确实也提及到了，《黄帝内经》当中讲，人得病是由于风寒暑湿燥火，阴阳喜怒等，当然还有大惊卒恐。那么大惊卒恐就可以导致人体的阴阳逆乱，阴阳失去平衡，气血暴脱，甚至可以引起死亡。

从现代医学上来讲，人的恐惧心理产生以后，人的交感神经就会促使人体分泌肾上腺素，或是去迎接战斗，或是赶紧去逃离。肾上腺素进入到血液以后，会激发人体的力量，反应也加快了。但是如果说肾上腺素分泌的过多，或上升的过快，时间过长，就会加重人体心脏的负担。如果长期这样加重心脏的负担，可能就会损害身体，甚至导致毙命。

⊛ 三、何人易过"恐"

说到这儿有读者又问了，您说这个过恐可以有这么多的伤害，那什么样的人容易产生这种过恐的情志呢？

（一）性情怯懦之人

在《黄帝内经》中，把人的性格给划分成一种勇敢的，一种怯懦的。勇敢之人，就是我们俗称的胆子比较大的，怯懦之人胆子比较小。你也可以理解为是体质强盛之人和体质懦弱之人，所以《灵枢·论勇》当中也有这种说法，"夫勇士之忍痛者，见难不恐，遇痛不动。"而这种"怯士之不忍痛者，见难与痛，目转面盼，恐不能言，失气惊，颜色变化，乍死乍生。"也就是说，勇敢之人，性情勇敢，见着难事，见着危险他不惧怕。而怯懦之人就不行了，怯懦之人见着这些难事，见着这种恐惧的事件他容易被吓着，就会产生头晕眼花、不敢正视的状况。有的人有一点疼，就会觉得坚持不住、死去活来。可见怯懦之人就很容易产生恐惧的心理。

（二）小孩、老人和患有一些疾病的人

小孩刚生出来以后不久，或者是没有长大成人，这个时候是五脏不全，气血未充。这样的情况，他的性情也没有完全健全，所以遇着一些害怕的事就容易诱发这种恐惧心理，应对无力，反应也过于强烈。而那些老人是气血衰退了，脏腑基础也减退了，也容易害怕。

在《续名医类案》当中也记载了一个患病老人惊恐的案例。说有一位老先生平素就常腹泻，有时一天拉好几次，身体不太健壮，这是肝虚，肝血不足，肝气也不足的表现，这样一个患者。由于肝气不

足，所以导致脾胃功能也不强，所以平时不是腹泻，就是食欲不佳。结果有一次在黄昏的时候，他在一个空房间里，他以为是看见了他的小外孙，结果他伸手去摸，没有摸到，他就以为他所看到的这个好像是个鬼影，结果内心就特别害怕。不久就产生不仅是头晕眼花，而且是胁肋胀痛，彻夜不眠，口苦，眼睛也是昏花乱转了。结果请大夫一治，大夫说，你这就是由于肝血不足，血虚产生了恐。内经《灵枢·本神》篇当中也讲，叫做"**肝藏血，血舍魂，肝气虚则恐。**"所以就用一些补肝的药品，像沙参、麦冬，另外因为他肝不足，虚火也上来了，所以用点黄连，还用点粳米这样的药物去进行治疗。

所以我刚才说，什么人容易导致恐，一部分是偏于那种性情怯懦之人。另一方面就是像小孩、老人，或者是身体患有旧疾这样的人，可能容易诱发恐惧的这些心理。

❀ 四、恐惧心理的益处

讲到这儿，有些人也问，说这个恐有这诸多不好的地方，那么恐有什么益处没有？我们就把这恐完全给避除了行不行呢？我们说也是不行的。因为恐为我们"七情"之一，也使得我们生活丰富多彩。另外，恐也是我们正常的一种生理情绪反应，也正是由于恐，所以当有危险的事情发生时，人们产生这种恐惧心理，或是去反抗、面对，或者迅速逃离，来保护我们自身的身体。所以从这种角度来讲，它也是属于一种防御的反应。

唐代诗人卢纶，他的《塞下曲》描述了一个真实的故事，叫做"林暗草惊风，将军夜引弓。平明寻白羽，没在石棱中。"很多读者都认为他所说的这故事有点太夸张。实际上，在这个司马迁《史记》当中，就有这个故事的记载。说有一个将军叫李广，李广外出去打猎，结果有一次，他看见这草丛里有这种动向，李广就认为这草丛里头是一个猛兽，要来攻击他。心里非常害怕，拿出箭来就去射击。结果到天明一看，它所射的这个箭没有射着猛兽，实际上就是草在动，是风刮的，这个箭射进了石头。你想想，一个普通的箭能射进石头，这是多大劲儿？李广回来心里也纳闷，怎么能够把箭给射进石头里去呢？回来再去试，结果试了几次，箭都没有再次射进石头。也就是说，他射进石头是在他担心猛兽要来袭击他这种恐惧的心理下产生的，这种恐惧激发了他的潜力。所以到这儿，大家可能也都清楚了，恐惧对于我们人体防御外界的一些危险的事情还是很有利的。

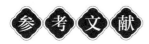

[1] 《灵枢经·口问》[M]. 人民卫生出版社，2016:63.

[2] 《黄帝内经素问·举痛论》[M]. 人民卫生出版社，2016:151,152.

[3] 《灵枢经·大惑论》[M]. 人民卫生出版社，2016:143.

[4] 《灵枢经·本神》[M]. 人民卫生出版社，2016:23.

[5] 《灵枢经·邪气脏腑病形》[M]. 人民卫生出版社，2016:14.

[6] 《灵枢经·论勇》[M]. 人民卫生出版社，2016:94.

第十六集
"反"恐进行时

要想做好"反"恐工作，首先，我们要清楚，恐是如何产生的。其实，所有情志的产生无外乎两方面原因，一是外因，就是由我们所生活的环境、周围发生的事件等诱发。《黄帝内经》强调天人合一，认为人活在天地自然之中，是与周围的环境融为一体的，所以外界事件的刺激可以诱发我们人体情志的反应。李用粹《证治汇补·卷五》中说到"恐因触于外事，内歉其志，志歉则精却。"恐的产生一般也是因为"触于外事"。除了外因的刺激，恐的产生也要有内在脏腑气血等的基础，就是"内歉其志"。

✿ 一、产生恐的外因

我们先谈谈所谓的外因。说到引起恐惧的外因，首先想到的可能就是大的灾难。我在上一集也提到过，像1976年、2008年的大地震，这种巨大的刺激作用于人体，使经历过这样事情的人产生一种恐惧的心理。有些人内心的触动是比较剧烈的，过去很多年，听到一些响声，就会感觉到心里恐惧。前段时间的《战狼2》《红海行动》等影片中，经历过那样暴乱、枪击等事件的平民，也可能会留下后续持久的恐惧心理。

当然，除了这种大的灾难，我们日常生活中也有很多能够引发过恐的事件。我一个学生的家人就曾遭遇到过这样的事，这个学生来自河北农村，家里有兄妹俩，在他们小时候因为父母都要在县城上班，没有时间照顾他们，就把他们送回了村里老家让姥姥姥爷带孩子。大家都知道在二十多年前，北方的农村冬天还会用地窖储存一些过冬吃的瓜果蔬菜，冬天的时候地窖口会用门给挡上，再压上厚厚的秸秆来保温，这样就可以让地窖内的温度保持在一个相对稳定的范围，瓜果不至于坏掉。冬天过去了，地窖用不到了的时候，就会打开地窖口来通风。这个学生家的院子里就有一口这样的地窖。

大概在他七八岁时候的一个秋天的下午，两位老人因为要准备晚上的饭菜，就让两个孩子自己在院子里面玩。开始的时候两位老人也不大放心，所以时不时地出来看看两个孩子，后来看着两个孩子在院子里玩得挺好，也不会有啥危险，就让哥哥照顾一下妹妹，然后就进屋安心做饭了。

结果饭快好了，老爷子出来叫孩子吃饭，却只找到了哥哥，怎么也找不到妹妹了。房前屋后找遍了，怎么都找不到，这下慌了。于是找了几个邻居在他家附近帮忙找，怎么也找不到，全家人都急坏了。这时候老爷子在院子里看见了敞着口的地窖，心想孩子该不会掉地窖里面了吧？于是就进屋拿了手电筒就下到地窖里，结果一看这个小姑娘正自己在地窖里面玩呢。地窖大概也有三米多深，上下地窖全靠着梯子，一个两三岁的小姑娘自己是下不去的，幸运的是她掉下的时候有梯子挡了一下，就顺着梯子滚到了地窖里面，也没摔伤。按说孩子也找到了，也没受伤，事情就该过去。可这件事吓坏了老太太，一直感觉头晕、腿发软，饭也吃不下去，到医院一量血压升高到了170/130mmhg，住院半个月这些症状才缓解，但是高血压却是落下了。

这种突然而又强烈的精神刺激发生时，就可能会超出人体自我调节能力而致病。这位老太太最初因为找不到孩子非常着急，继而又因为担心小姑娘掉进地窖里会摔伤，一时过度担心和害怕，最后病倒了。

二、引发恐的内因

刚才我讲了，恐的产生有外因和内因。前面我讲的这些突发事件的刺激都是属于外因，它是引起恐的一个特别重要的因素。接下来，我们再来看看内因。关于内因，首先就是五脏气血。《素问·阴阳应象大论》当中说**"人有五脏，化五气，以生喜怒悲忧恐"**。也就是说，恐的产生跟我们内在脏腑的气血，脏腑的功能关系是十分密切的。《黄帝内经》认为恐由脏气损伤产生，尤其以肾伤、心神浮越最为常见。此外，恐的产生除了心肾，还与肝胆、脾胃、气血等的失调有关。

（一）恐与心

我们首先看一下心。著名医家张子和曾说："五志所发，皆从心造。"也就是说恐的产生离不开心的作用。因为心主神明，是五脏六腑之大主，所以人情志的变化跟心是有密切关系的。我们看一下恐在甲骨文中的字形，这个字是上面一个工，下面是个心，现代的恐字是上面是个巩，下面也是个心，跟心都是有密切关系的。而这个巩字有皮革索绳的意思，所以有人解释恐是用皮革索绳勒着心，这就叫做恐。所以，当心脏有病变时，人可能就容易出现恐的情绪，比如我们现在比较常见的心慌、心悸、包括冠心病等。有些有心脏病的患者可能也有这样的体验，就是当心前区又疼痛又憋气，喘不过气来的时候，会有一种濒死感，令人非常恐惧。

有一则病案，一位农村来的老太太，经常会出现心慌、心悸的表现。她说自己胆子特别小，也特别敏感，经常会有遇到危险时才有的那种恐惧感，一害怕就会肢体颤抖，什么活也干不了，这样的症状已经持续了好几个月了，而且经常感觉到身体特别疲惫，食欲也不是很好，到了晚上还睡不着觉。看她的舌头，发现舌色是比较淡的，舌苔不是很厚，但是舌头比较胖大，还有齿痕。脉跳得也是比较快，而且尤其是脉象，我们说是有一种动象。什么叫动象？就是脉像一个小绿豆、小滚珠似的在那儿滚，脉体比较短，不是很长，摸脉的时候有一种比较乱、不稳的感觉。这种现象实际上就是心神不稳，也就是心的气血不足、阴阳不足造成的。

于是对这个患者，我就用了一点补心阳的药，比如桂枝、甘草这类的药物；又用了一点补心血、补心阴的，像一些白芍、大枣这样的药物；而且还用了一点生龙骨、生牡蛎来镇定心神。老太太这种恐惧的心理就逐渐好转了。

（二）恐与肾

跟恐有密切关系的第二个脏腑就是肾。《黄帝内经》当中也在反复强调，恐跟肾有密切关系，如《灵枢·经脉》云："**肾足少阴之脉……气不足则善恐，心惕惕如人将捕之**"。从前面讲的内容大家都知道了，恐是肾的情志，而《内经》认为"肾藏志"，那个志是指什么？志是指志向，相当于我们的意志。如果意志不坚定，志向不坚定，那么这个时候可能就会有恐的情绪。

《江苏中医》杂志曾报道过这么一个案例，说有一个 11 岁的小女孩，这个小女孩实际上小的时候有可能尿床，但从 2 岁以后尿床的事就没再发生了。从这个描述当中我们可以发现，她肾气原来就不是特别足，2 岁以后尿床这种情况才逐渐的好转。结果，自从小学 2 年级下学期开始，由于贪玩成绩明显下降，经常遭到父母的责备呵斥，因而每到考试来临，精神就十分紧张，饭也少吃。于是每次到了考试阶段，夜晚必遗尿，考试过后即恢复正常。后来，凡是做错事或与同学打了架，怕责罚，当晚就会遗尿。

这个小姑娘正处在身体发育期，肾中元气是不充足的。本来我们说，成年人肾气才充盛，11 岁的小孩儿还没太充盛。再者，2 岁以后才开始不尿床，说明她原来肾气也不是特别充足。所以在之后遇到考试、做错事的时候，就不能够很好的应对这种外来的压力和紧张，从而比别的小朋友更容易产生恐惧的心理，而这种恐惧的程度也更重，过恐又进一步损伤肾气，所以长期出现遗尿的现象。

所以我们说，肾气不足是产生过恐心理的一个重要原因，这也正是《内经》当中所说的，肾是恐的一个所处脏腑。

（三）恐与脾胃

除了心和肾，还有一个比较关键的脏腑，就是脾胃。其实脾胃，在我们前面讲情志的时候已经多次提及了。脾胃跟我们人的健康，跟我们人情志的调畅都有密切的关系，那么恐也不例外。《灵枢·四时气》当中也提到了**"心中惕惕，恐人将捕之，邪在胆，逆在胃"**，就是说当胃气上逆的时候，胃气上冲于心，可以导致心神的紊乱，于是产生恐的情绪。

我也曾经见过这么一个案例，这个案例是一个妇女，她在生完孩子以后，出现了失眠的症状，而且每到下午的时候，心里就担心、害怕。经过坐月子这段时间的调养，症状慢慢地就减轻了，也就没在意。

又过了一段时间，等小孩开始上学前班的时候，因为一件琐事开始出现很严重的心慌心悸，伴有胃中发紧的感觉。而且每当胃中这种不适出现后不久就会出现恐惧感，导致她睡也睡不好，吃饭也吃不好，人也日益消瘦，日益疲乏。有的时候恐慌到一定程度，自己还会哭哭啼啼。为了不影响孩子，她一直自己强忍着，最后实在忍不住了，就去了当地的精神病医院治疗。医院给她开了一些抗精神病的药物，吃过以后，她这种恐惧的心理减轻了一些，好了一些，但没有完全消除，而且胃中不适的感觉还在。

实际上，这个患者就是由于脾胃功能不健，导致胃气不降反而上逆，上攻心神，出现了这样的症状。后来她又找了一位中医大夫去看，这位中医大夫进行辨证论治以后，认为这个患者胃阴不足，胃气也有点问题，开了一些香砂养胃丸来吃。患者吃了几盒之后胃中发紧的感觉没了，恐惧感也没有再出现过。

（四）恐与肝胆

那么除了人体脏腑当中的脾胃跟恐有密切关系，实际上还有一对脏腑跟恐的关系特别密切，那就是肝胆。

《黄帝内经》当中讲，肝是"谋虑出焉"，胆是"决断出焉"。所以在《内经》当中，也多处提及，当肝胆有问题的时候，可能会产生恐惧的一种心理。像《灵枢·本神》云："**肝藏血，血舍魂，肝气虚则恐**"，而且在《灵枢·邪气脏腑病形》篇当中也明确提到，说"**胆病者，善太息，口苦，呕宿汁，心下淡淡，恐人将捕之**"。肝也好，胆也好，它们病变以后有可能都产生恐的情绪。刚才我也说过，《黄帝内经》认为肝是主谋虑的，人的思维、谋略跟肝有关系，人的情志跟肝有关系。胆又主决断、判断。所以当一个人非常疑虑，不能判断的时候，跟胆有密切关系。因此在临床上我们也可以看到，如果一个人肝胆虚弱的话，就容易产生恐。而肝胆功能比较强健的人，往往恐的情绪就比较少。

明代有一个著名的医家叫汪石山，他曾经治过这样一个患者。这是个 15 岁左右的富家少女，她主要的疾病表现就是经常性出现心悸，在心悸发作的时候伴有一种恐惧感。她自己感觉有人要抓她，所以总想找个地方藏起来，她的母亲看到了这样的情况就把她抱在怀里，同时命令数名婢女在周围看护，但是仍然不能让她安卧。家里请了许多医生，他们大多都用一些安神定志的药来治疗，但是仍然不能缓解。总这样下去也不是办法，于是就请到当地的名医汪石山先生来治疗。汪石山先生摸了她的脉，同时综合患者的症状和前医的治疗作出了判断，认为这个患者并非因恐而病，而是胆郁痰扰，需要从胆来入手。最终开了温胆汤来治愈了这位少女。

温胆汤这个汤方实际上我前面也提及过，它是和胃、利胆、去痰的一个方剂。那么运用温胆汤来治疗这个少女，这实际上也是一个反证，所以我们认为肝胆跟人的恐是密切相关的，也是产生恐的重要的脏腑。

（五）恐与体质

这是我刚才所说的，恐产生的内因当中的第一个，也就是跟五脏气血有密切关系。除此之外，恐志产生的内因还跟我们的体质性情有密切关系。我们日常生活中对于容易恐惧的人和不容易恐惧的人也是有一种说法的，就是胆子小，胆子大。我们一般会说，这人胆大，那就不容易恐惧。这人胆小，胆小如鼠，他就容易恐惧。实际上胆大也好，胆小也好，都是对人的体质、性情的这么一种描述。

在《内经》中，根据人的体质强弱、性格特征以及自身承受和自我调节能力的不同，将人分为勇者和怯者。所以对于外界的刺激而言，古人就认为，**"勇者气行则已，怯者则着而为病也。"** 通常情况下，勇者体质一般比较强壮，对刺激的承受能力较大，并有调节能力，能够使紊乱的气机得到及时调整，而不发生疾病；怯者一般体质相对较弱，承受与调节能力较差，在一些因素的刺激下，气血易紊乱，从而引起疾病的发生。所以，勇者在面对危险时，相对不容易产生恐惧的情绪，即便产生了，也能迅速排解，而且恐的程度也相对会比较轻。而怯者往往在生活中就趋向于避开风险，追求平稳，在遇到危险时往往恐的程度会比较重，应激反应也相对迟缓一些。

（六）情志互相诱发

其实除了我前面讲的脏腑气血、体质性情因素可以产生恐以外，《黄帝内经》认为各种情志之间也是会互相影响，互相诱发的。比如说忧，我们也提到了，恐这种情绪里面包含着一定担心、担忧的成分，因为你担心自己会受到伤害，或者担忧这种事情会发生，而这种事情你又不知道该怎么避免或者处理应对，这个时候就会产生恐的情绪，恐怕会受到伤害，恐怕会发生危险等等。所以，在这个过程里，其实也是有思在的，因为你思考了事情的性质，思考了利害程度，已经在自己心里有了预判，所以才会出现担心、忧虑，才会产生恐。这也是我们前面讲的"脾在志为思"属土，是各种情志的基础。

其实我说到这里，大家可能也就清晰了，说恐无外乎内因和外因。外因我们可能控制不了，比如说外界突发一个什么事，它是突然来的，可能是人都没思想准备，它就出来了。所以，对于外因我们不好去预防，不好去应对。那么恐产生的根本原因在于内因，内因在于脏腑气血强大与否，如果脏腑气血强大，出现外因的时候就比较容易应对。所以，解决恐的心理或情绪，可能要抓住人的内因，抓住了内因，恐的问题就容易解决一些。

三、如何应对恐

（一）坚定意志

《灵枢·本脏》当中这样说到："**志意和则精神专直，魂魄不散，悔怒不起，五脏不受邪矣。**"我们也讲过志意，谁主志？是肾。谁主意？是脾。所以当人的志意坚强的时候，可以直接影响到人，它可以控制我们的精神，这样就不容易产生恐了。那就是说遇到事情，他知道该去怎么做，可以正确的面对。因此要强脾健肾，加强意志，这样可能就能够好一些，就能够使我们的气血阴阳协调。

另外，宋代苏洵曾在《心术》中说："为将之道，当先治心。"如果心神强大，意志坚强，这种时候可以做到泰山崩于面前而面不改色，麋鹿在我身边，我连眼都不眨。这样就可以很好地掌握这种利害关系，就可以制胜敌人，这是为将之道。实际上关键就在于制心，而这个制心还是强调我们要意志坚强。

那么如何做到意志坚强？其实方法是比较多的，像我们所说的，应该虚心寡欲，多读书学习，拓宽我们的视野，增长我们的见识等，实际上都是坚实我们意志的这样一些做法。

（二）以情胜情

在《黄帝内经》当中强调，以情胜情，也就是思胜恐。这里的思胜恐不是强调那种过思，过思可能还导致恐。这里所说的思，它指的是思考，思考明白你所害怕的这件事，你所担心的这件事，你要好好地想明白了，分析清楚了，你可能就不害怕了。所以它强调的思是对着你所惧怕的这件事，想明白了就可以了。

《黄帝内经》当中认为，思属于土，恐属于水。土可以胜水，所以思可以胜恐。至于如何去思，实际上方法也是多样的。有一种方法偏于说教，就是进行语言开导，用语言来把你所害怕的这件事说明白。以前我们讲过杯弓蛇影的故事，杯子里的蛇，实际上就是一个倒影，这个人明白了，他也就不害怕了。所以现在我们所做的一些心理咨询、语言开导，实际上都属于这一个范畴。

另外，还有一种形式，就是用一些方法让患者明白，他所害怕的这件事是一个什么样的事。但这个方法可能不是用语言来说明，而是用一种行为来去表述。

在《儒门事亲》当中张从正有这么一个案例。讲的是夫妻俩出去旅行，晚上住在一家旅舍的楼上，这天夜里正好碰上了盗贼来这家旅舍抢钱、烧房子，吓得这个妇人从床上掉了下来。从此以后，每听到声响，这个妇人就会吓得晕倒，不省人事。所以她的家里人也只好蹑手蹑脚的走路，不敢发出声响，这样过了好几年都没好。后来就请张从正来看病，张从正让她坐在椅子上，两个侍女分别按住她的手，面前放一张小桌子。然后张从正拿了一块木头让这个妇人看了一眼后，猛的拍击桌子，妇人大惊，张从正说，我用木头拍桌子，有什么好害怕的呢？妇人就稍微安定了一下。这样连着拍击了四五次，又用木杖敲门，还命人偷偷敲妇人背后的窗子，妇人因为知道了原由，所以慢慢地就没有那么害怕了。张从正又让人晚上敲这个妇人卧室的门窗，接连数日，从天黑到天亮，连着敲了一两个月以后，这个妇人的恐惧症状已经完全好了，即便是打雷也不再惊恐了。

实际上这种方法的运用，它是用行为来去阐明一个道理。所以按张从正的说法，这是《素问·至真要大论》当中**"惊者平之"**的运用。当然了，这个"惊者平之"，"惊"在这里已经不是惊了，而是惊转变为恐了，是担惊受怕。而"平之"这个"平"不是镇定的意思，而是常之，所谓常之就是平常化。也就是说你所害怕的事，我就经常让它发生，让你感受一下。不过最后我让你明白，我所让你感受的这些事情不是你担心、惧怕的那个后果，那个后果是不会发生的。所以患者明白这个道理后，恐也就慢慢缓解了。这也是思胜恐的一个运用，在心理学上来讲，也可以称为行为系统脱敏疗法。这一点我们现在也在运用。

（三）药物治疗

治疗过恐所引起的这类疾病有很多药物，需要医生根据病情，从阴阳、气血、寒热、瘀血、痰浊等各个方面去辨证论治。在这里，我只说一个，那也就是我们前面提到的温胆汤。

温胆汤是中医的一个名方，组成主要有半夏、竹茹、枳实、陈皮、茯苓这些药物，属于一种祛痰剂。该方主要有理气化痰、和胃利胆的功效。对于一些心烦、睡眠不好、睡觉梦较多、经常做一些怪梦、头晕目眩、胆小、害怕，甚至还有些犹豫不决、焦虑、抑郁等的患者，适用于温胆汤。也就是说胆郁痰扰这些症状的患者其实都可以运用。所以这张方子在我们临床上，常被用来治疗抑郁、焦虑、失眠、神经官能症等，实际运用上还是比较广泛的。

（四）针灸治疗

实际上在《黄帝内经》当中是非常强调针灸治疗的。像足少阴肾经、足阳明胃经、足少阳胆经等，这几条经脉上的穴位古人认为也可以治疗恐，那么我们也可以进行运用。

另外，恐其实跟心经、心包经也有密切关系。在《中医针灸》杂志上就曾报道了针灸治疗恐的这么一则案例。这是一位 41 岁的女性患者，三年半之前因为情志刺激以后，开始出现多次急性的惊恐发作，而且大多是在情绪激动后发作。患者平素有失眠，头痛，恶心，腹胀、腹痛这样的症状。这次因为与家人发生不愉快诱发惊恐发作，肢体无力而跌坐在地上，并且伴有心前区憋闷疼痛、面红潮热、大汗出、双手麻木、气短等症状，持续近 5 分钟不能自行缓解。于是就去一家医院的针灸科进行治疗。接诊的大夫立即针刺双侧内关、合谷等穴进行治疗，15 分钟后手麻木缓解，情绪稳定，已经能够正常交流。而后这个大夫告诉她，每天揉按内关穴，每次揉按 30 分钟。慢慢地这个患者惊恐等症状就消失了，持续很久没有再发作。

当然，我们一再强调，有过恐这些情绪、症状出现的患者一定要到正规医院去看门诊，让医生对病情做出诊断，确定是药物治疗还是针灸治疗，或是在医生指导下自己进行一些康复治疗，以免处理不当，不仅耽误病情，还有可能损伤人体。

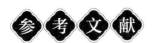

[1] 《灵枢经·口问》[M]. 北京：人民卫生出版社，2012.63.

[2] 《黄帝内经素问·阴阳应象大论》[M]. 北京：人民卫生出版社，2012.23.

[3] 《灵枢经·经脉》[M]. 北京：人民卫生出版社，2012.33.

[4] 《灵枢·四时气》[M]. 北京：人民卫生出版社，2012.52.

[5] 《灵枢经·本神》[M]. 北京：人民卫生出版社，2012.24.

[6] 《灵枢经·邪气脏腑病形》[M]. 北京：人民卫生出版社，2012.14.

[7] 《黄帝内经素问·经脉别论》[M]. 北京：人民卫生出版社，2012.94.

[8] 《灵枢经·本脏》[M]. 北京：人民卫生出版社，2012.85.

[9] 《素问·至真要大论》[M]. 北京：人民卫生出版社，2012.364.

第十七集
躲不开的惊

　　这集我们开始讲《黄帝内经》"七情"当中的最后一个情志——惊。二十四节气中有一个节气叫惊蛰，一般是在三月初的时候。惊蛰时分，天气回暖，万物复苏，冬眠的虫子也纷纷从洞里出来活动。实际上古人认为，是春雷把冬眠的虫子给惊醒，然后这些虫子就出来开始活动了。因此，古人就把这种现象叫做惊蛰。也就是说，这些动物听见雷声，受惊以后就开始活动。那么人要受惊以后会怎么样呢？今天我们就详细地说一说这个话题。

❀ 一、惊者马骇

　　《黄帝内经》云：**"夫百病之所始生也，皆生于风雨寒暑，阴阳喜怒，饮食居处"**等，指出导致疾病的病因和天气、情绪、饮食、起居关系密切，此外《黄帝内经》还认为疾病产生于**"大惊卒恐"**，把"大惊"作为人体致病的一个重要因素。那么在《黄帝内经》当中认为，惊有一种什么特点呢？

　　人如果处于没有思想准备的状态，突然被吓了一跳，叫做惊。因此惊具有一种突然性，而这个现象就跟风突然刮起来的形象相似，所以惊一般被归属于风，风在五行当中属于木行，而肝属木，木跟肝是一类的，所以惊在五脏就归属于肝了。

从惊的这个字形来看，繁体的惊是上面一个敬，底下一个马。所以在《说文解字》当中就解释为，惊是"马骇也"，意思是马受惊了。从电视、电影上有时候也可以看到，一队骑马的人骑得好好的，突然出现鞭炮声，或是有人打仗，或者强盗拿着刀剑抢劫，马受到惊吓后就开始嘶鸣、迅速奔跑，然后可能把坐在马上的人掀下来了。换句话说，马不受控制了，这就是惊的一个表现。除了这一层含义，《辞海》当中还把惊解释为振动，同时还解释为乱貌，也就是混乱的样子。

我们前面也提到了打雷会使蛰虫受惊以后苏醒，其实日常生活当中我们也可以看到惊的现象，比如小孩一听见这个雷声就非常害怕，躲在他妈妈的怀抱里。有些女性看一只老鼠或者蛇，就会吓得尖叫着跳起来，这都是惊的一个表现。

不单单是雷声，像其他一些大的声音，或者奇怪的东西，有的是平时没有见过的东西，都可能产生惊。举一个例子，有的时候，两个人在全神贯注地看一幅画，突然旁边来一个人，拍了一下肩膀，或者大声喊了一下，他可能心里就一机灵，感觉心一揪，身上一哆嗦或一愣，这也是惊。因此我们可以看出惊具有突然、急促的特征，也就是说在人没有思想准备的情况下突然出现的就是惊。

惊单独作为一个情志而存在，但同时又可以引起很多其他情志，或与其他情志并见。比如一个人经过大火灾以后，等他再看见这个火的时候心里就非常害怕，这就是由惊导致恐。除了恐，由惊还可以导致什么情志呢？我们原来讲过范进中举那个故事，范进中举实际上先有惊，惊之后就表现得特别高兴，达到一个惊喜的状态，这就是由惊导致喜，我们称为惊喜。

二、惊的表现及过惊的危害

那么惊大概有什么样的表现？过惊以后会有什么危害？我们前面已经讲过，惊是在人毫无思想准备的情况下，突然受到刺激所产生的一种情绪的反应。而在受到刺激之后，人的大脑会迅速地对这件事进行关注、思考和判断，进而采取一些应对的措施，从而在对人、对事关注、思考、判断的过程当中就会出现一些表现。那么具体是什么样的表现呢？过惊又有什么样的危害呢？下面我们来具体聊一聊。

（一）惊则气乱，扰乱气机

《黄帝内经》当中讲"**惊则气乱**"（《**素问·举痛论**》）。正常情况下，心肺之气向下，肝肾之气向上，外界之气进入体内，体内之气从体内出来，按照升、降、出、入这么一套循环往复地运行。突然受到刺激以后，气的循行秩序出现了异常，这就是古人说的"乱"。"惊则气乱"的这个乱主要表现也有两个方面：一个是表现在我们的精神意识思维方面。有一个成语叫惊心动魄。心指的是心神，魄指的是精神意识思维的一种，一般来讲是指本能的那种感知觉，或者运动觉。因此惊心动魄的意思是受惊以后人的思维、心神会受到一些影响。或出现心头一紧，或者人一愣神，不知所措。这个过程实际上也就是停顿，是气乱反应在心神的精神意识思维方面的表现。

在生活中可能出现这样的情况，两个人在电脑旁边闹着玩儿，电脑旁边放着一杯水，结果俩人闹着闹着，这杯水突然就洒电脑上了。这个时候一个人赶紧拿起纸去擦电脑，另一个在那儿待着就没动，眼睛直勾勾地看着，不知在想什么，就有点傻了。直到那个擦电脑的人叫他，说你赶紧给我过来搭把手，这个时候他才动。这个现象说明一个什么问题呢？水洒电脑上了，那人考虑到电脑要出问题了，受到这种突然事件的影响，可能他就有点犯傻了，这突然的一个刺激，人就愣了，也就不说话了。这就是《黄帝内经》描述的，惊会导致**"心无所倚，神无所归，虑无所定"**，清代蒋宝素的《问斋医案》当中也有类似的论述："心藏神，惊则神乱，心胸震动，莫能自主。"意思是受惊吓以后，人的气机变得紊乱，人的心气就没有根本，无所依附，神不守舍，人的思虑也混乱不定了。这就是刚才发愣的那个表现了。过一会儿以后，这种气机紊乱的状态恢复过来，他也才反应过来，开始处理一些事情。

前面所说的这个情况属于心神受影响以后程度比较轻的，如果刺激不是那么剧烈，过一会儿他可能就恢复正常了。那么如果说是稍微再严重点的惊，可能就会留下一些后遗症。曾经报道了这样一个案件，一个学生课间趴在桌子上休息，他的同学想跟他开玩笑，就抓了一条蛇，用蛇的尾巴扫了一下这个同学的胳膊想吓唬吓唬他。结果这同学突然惊醒了，看见那个蛇，顿时被吓得大叫起来，然后喊叫着、哭着就跑出教室了，一直到晚自习都没回来。家长、老师去找这学生，发现这个同学昏倒了，最后大家把他送到医院，医院诊断为心因性精神障碍。这个案例实际上就是由于受惊以后，心神受到了影响，进而残留下来一些障碍，那么现在也称为创伤后应激障碍，指的是人在遭受重大事件的刺激之后，出现了延后或持续的精神障碍，实际上从中医角度来看，这个就属于惊和恐并存的一种神志病。

我在门诊的时候接待过这样一个男性患者，这个患者 20 岁左右，是他母亲带着过来看病的。这母亲跟这个患者说话的时候，我就感觉到好像这个患者无法和他母亲正常交流。详细询问才知道，这个小孩在六七岁之前思维、交流等表现都是非常正常的，但是在他六七岁的时候，有一次他坐船出门，在途中发生一些事情，导致他受到一些惊吓，回来以后就表现出来一种神志不清的状态，逐渐就变得不能和人交流，跟谁都不说话。由此可见，在心理方面，突然受到过度惊吓对人是有很大危害的。尤其是小孩，各个方面都不是很成熟，一旦受惊吓过度，很容易造成一些不可挽回的心理损伤。

这是惊则气乱的第一个方面，表现在我们心神上。

惊则气乱的第二个方面，主要表现在我们其他的脏腑气机上。很多朋友都去游乐场玩过山车。过山车慢慢爬到顶上，然后"哗"地一下就下来了，造成一种失重的感觉。这种失重感让人们受到惊吓，因此尖叫声、喊叫声不绝于耳。反复几次下来，胆儿大的人可能只是感觉到非常的兴奋，心跳加快，并无其他不适。胆小的可能就会变得脸色苍白，头晕目眩，有的还呕吐，全身冒汗，四肢瘫软，严重的还可能被吓得尿裤子了，甚至是二便失禁。这些呕吐、二便失禁、冒汗等都是气机紊乱造成的。

晚清民国时期有一个著名的医家曹颖甫，他有一本医书叫《金匮发微》，书里边记载了这么一个医案。这是一个产妇，刚生完孩子不久，有一天仇家到她家来寻衅闹事，又摔东西又骂人，声音特别大，门外的人都能听得见。结果产妇受到这种惊吓，逐渐地发现自己的小肚皮上长起两个包来。这个包有的时候变成了一大一小，而且位置不固定，有时候在上面一点，有时候又在下边一点，有时候这个包大一点，有时候小一点。曹颖甫先生看过以后，认为这是奔豚病。奔豚病实际上我原来也谈过，指的是有气像小猪一样，从下边往上来奔跑。这股气上到我们心胸，人就特别地难受。所以从这种情况来看这个包实际是气机逆乱所导致，并不是我们所说的那种瘀血、实体的病邪。那气机逆乱的原因跟谁有关系呢？那就是惊吓。惊吓导致的人体气机逆乱，从而形成我所说的类似于吐、泻、小便失禁、气包等等。

那么惊则气乱最严重的能到什么程度？如果是气乱之极可以导致死亡。有人报道过这么一个案例，说老两口在家里正在聊天，突然进来一只大狗，这个大狗有半米多高。大狗进来以后把家里的大花瓶给撞碎了，而且还盯着这个老两口。老两口吓得就躲在墙角里浑身颤抖。后来狗主人来把狗给拉走了，可是这老头被吓得不轻，送进医院抢救了三天三夜还是去世了。医院的最后诊断他的死因是受到了严重的惊吓，心梗发作而导致死亡。

实际上在上一期我们讲恐的时候也提到过，由于大惊卒恐可以导致我们人体气机紊乱，阴阳逆乱，气血暴脱等，这样一方面影响我们的心神，另一方面影响其他的脏器。那么在这种情况下，如果原本就有比较脆弱的脏器，再受惊以后出现气乱，当脏器承受不住之时，可能就开始衰竭，从而导致人的死亡。所以刚才我说这个老爷子，他本身就有心脏病，再加上这样的刺激，心脏承受不住而导致死亡。按照现代西医的说法，人在受惊吓以后，肾上腺素会激增，肾上腺素突然提高会导致人的心率加快、血压升高，有的时候就可能会引起其他病症的发生。以上就是过惊的危害或过惊表现的第一个大的方面，是惊则气乱。

（二）惊合六情，兼夹难分

惊导致疾病的第二方面表现为，惊在导致疾病的过程中往往是跟其他情志相兼而出现的。惊是受外界刺激以后，人思考后产生了其他的一些情志，或惊恐，或惊喜等。那么在受到惊吓以后集中注意力进行思考的这个过程，实际上也就是我们所说的愣神的那个阶段。那么在他思考以后，如果是担心、害怕，那么就形成了惊恐。那么如果是高兴，就产生惊喜、惊奇等情况。

实际上"七情"往往都是相兼出现的，因为人的情绪是十分复杂的，很少是单一种情绪出现，这和我们前面说的思志一样，思是其他各种情志的一个前提，都是先思而后发。实际上惊在这方面也跟思有点相近，是由惊可能产生了恐，由惊也可能产生了喜，惊作为恐和喜的一个前提。这里不要截然地给它分开。

那么人群当中什么人容易受惊呢？什么人容易过惊以后产生一些病症呢？接下来我们详细说一说。

三、惊容易侵犯的人群

惊是在既有外界的刺激，人体也有内在的基础的情况下产生的，《黄帝内经》当中也说"七情"的产生是**"人有五脏化五气，以生喜怒悲忧恐"**，所以七情是以五脏作为基础的。所以如果五脏基础弱，就会产生惊的现象。而五脏之中，肾气尤为重要。勇敢之人就不容易受惊，我们称之为胆大。怯懦之人就容易受惊，我们称之为胆小。影响一个人胆大还是胆小最关键的是肾气，所以肾气偏弱的人容易受惊。

（一）小孩肾虚易受惊

小孩属于容易受惊的人群之一，小孩受到惊吓还会得一个病，叫作小儿夜惊，俗称"毛楞"。小儿夜惊表现为小孩睡着觉突然的惊醒坐起，坐起以后躁动不安，有的是面露恐怖表情，还有喊叫不止，还有人哭闹、出汗，心跳加快，喘息也加快，折腾一段时间可能就好了。有些小孩起来以后还会出现类似于那种梦游的状态，做一些机械性的动作，比如拉开抽屉，拽拽衣服等。等到第二天的时候，你再问他昨天晚上干什么了，小孩可能就忘记了。古人认为导致这种情况的一个很大的原因就是受惊。因为小孩还没发育成熟，脏腑比较娇嫩，形气未充，肾气也不太足，所以这个时候外界刺激就会影响他，如果超出他所承受的范围，就容易引起脏腑气机的紊乱，产生一些病症。

小孩容易受到惊吓的另一个原因是由于小孩的认识还不那么广泛，对于有些事物他并不了解，对于不了解的事物就容易害怕。比如，下雨天打雷，大人不害怕是因为知道这是一种自然现象，但小孩不知道雷声是怎么产生的，一听见比较大的雷声就害怕了。这其实跟小孩的知识面是有关系的。

（二）孕妇受惊病及子

第二类容易受惊的人群是孕妇。我们在门诊上看得比较多的一类病是癫痫，而这种癫痫的患者很多都是小孩。癫痫产生的原因现代医学也没有完全查明，总体来说是由大脑的异常放电所导致，但是一般来讲跟遗传和外伤有关系。小孩得癫痫的原因跟他的发育不成熟有关系，同时跟小孩本身受惊吓也是有关系的。在《黄帝内经》当中还特别提出小儿癫痫跟母亲妊娠期间受惊吓有关。《黄帝内经》当中描述这个病："**病名为胎病，此得之在母腹中时，其母有所大惊，气上而不下，精气并居，故令子发为颠疾也。**"《寿世保元》当中也写到："盖痫疾之原，得之惊，或在母腹中时，或在有生之后，必因惊恐而致疾。"这两段描述说得很明确，由于母亲在怀孕的时候，体内气血和自身的情绪实际上都不是很稳定的，加上突然受到比较剧烈的这种惊吓会造成气血逆乱，从而影响胎儿的脏腑。胎儿肝肾受损，就会生热、生风，导致痰浊内生，成为癫痫的内在病因。等到胎儿慢慢地长大，这个时候再有一些其他的诱因去影响，导致原来受伤脏腑的旧伤复发，就可能产生了一些病变。如果是痰浊蒙蔽了心神，就出现了癫痫。癫痫的表现多种多样，有的是大发作，口吐白沫，四肢抽搐。有的很简单，就一愣神，表现为坐那吃着饭，突然碗掉了，或者筷子掉了。有的就只是一个点头动作，脑袋往前一点头，这也是癫痫。但它总有一个特点，一个暂短的意识丧失。

（三）火热较重，生风致惊

大家都知道小孩有一个常见急性病，叫小儿急惊风，表现为小孩高烧到一定程度，可能会发生抽搐。那么这类疾病往往是什么原因引起的呢？在《黄帝内经》当中有这么一句话，叫做**"疼酸惊骇，皆属于火"**。"疼酸惊骇"指的是身体疼痛，惊骇是火热扰神的表现，中医认为这些都跟火有关系。也就是说小孩本身就有内火，再加上一些外邪，像风热、风寒等，引动内火，造成火盛扰神，最后出现一个惊骇，具体表现为惊悸不宁或者四肢发凉、口唇发紫，或者脖子发硬、肢体僵硬，这些都是属于小儿急惊风的临床表现，属于小儿急重症之一。

当然，这里所讲的惊跟我们前边所说的这种惊吓还不完全一样，这是小孩的一种病的一个表现，就叫急惊风，跟我们前面所说的惊不是一个概念。这一点大家也是要注意一个区别。

（四）水不涵木，肾虚易感

肾虚之人也容易受惊吓。我们前面讲过，小孩、孕妇，甚至包括老人，这些人都有一个共同特点：肾虚。这是什么原因？《内经》当中讲，肾是属水的，惊跟木有关系，正常的时候是水涵木，木健壮以后，可以经风雨、见世面。如果水不养木，导致木枯萎，它就不能经受风雨。所以古人认为，受不了惊这种外界刺激，这是木的一些病变。但它的根实际上是跟肾水有关系。这也是为什么好多易恐的人容易受惊吓。

在临床上也经常可以见到，由惊可以导致恐的病变，由恐也可以引发惊的一些病变。所以老人、小孩、孕妇这一类人群容易受惊，这是一个方面。另一方面，临床上的一些肾虚的人，主要表现为阳痿、早泄、腰酸、腿软，年纪轻轻却牙齿松动、脱发，这种人也容易受惊，从而产生惊的病变。

❀ 四、惊也是正常的

那说到这儿也有人问了，说惊有这么多坏处，那我们就不要惊行不行？可能吗？不可能。惊作为"七情"之一，是不可或缺的。惊是人接受外界刺激所产生的一种应激性的情绪反应。所以从这点来讲，它实际上是一个好的情志。你有这个应激以后才能促使我们人体去应对这件事，从而保护我们人体。所以惊是我们人体的一种保护机制和防御机制。在惊的强度不超过人体承受范围的情况下，气机可以自己恢复正常。

而且，因为惊可以使我们的注意力突然转移，因此惊还可以有一些用处。比如有人一直在那儿呃逆，俗称打嗝儿，这个时候趁他不注意的时候突然吓他一下，呃逆可能就止了，实际上这种方法在《黄帝内经》当中就有记载，《黄帝内经》是这么说的："哕，以草刺鼻，嚏，嚏而已；无息而疾迎引之，立已；大惊之，亦可已。""哕"实际上就是呃逆，现在称为膈肌痉挛。治疗呃逆可以用草刺鼻子，鼻子一痒打喷嚏，这个呃逆就止了。因为这呃逆就是气上逆，气机老往上走，那么利用惊的方法，使气机乱了，它就不往上走，所以这呃逆也就好了。

除此之外，中医古书《杂病广要》当中还有这样的记载，说有人容易出血，像鼻衄，有一个方法止血效果很好，这个办法就是用井华水，也就是说我们的井水往脸上一撒，血可能就止了。不过有一个要求，书里说："以井华水噀其面，令卒然至。勿使病者先知，即佳矣。"也就说不能让患者知道，你需要突然拿这井水喷他脸上。为什么这样呢？古人认为，"此暴惊所为。"也就是说让病人突然受到惊吓来止血。这个方法运用的还是一个惊则气乱的原则，让气不循常道运行，出血也就止住了。

五、惊与恐的关系

最后我再简单谈一下惊跟恐的关系。从我们前面所讲的内容大家已经了解，惊跟恐的关系确实十分密切，经常相伴而行，二者虽然有相仿之处，但还是有一定区别的。

首先，惊强调的是外来因素刺激，而恐是内在脏腑影响。所以张子和有这么一段话，他认为是"惊者为自不知，恐者为自知故也。盖惊者闻声响即惊，恐者心中恍恍然，自知如人将捕之状，及不能独自坐卧，必须人为伴侣……或夜必用灯照。"（《赤水玄珠》）也就是惊是外来的，恐是自生的，惊是属于阳，恐就属于阴。那二者具体有什么区别？比如我们在树林里走，突然出现一条蛇，大家一见着都非常害怕，这就属于惊。我们同样在树林子里走，有人很害怕这个蛇，就害怕这个蛇出来。但是蛇可能没出来，心里一直特别害怕地走着，这就是恐。

另一方面，惊和恐引起我们气机的变化是不太一样的。《内经》当中讲，惊可以导致气乱，气机不能循其常道而走，秩序被打乱。恐使气机向下、向内运行。另外，惊有突发性，所以它有风的特性。而恐这种向下向内的趋势，也就是一种水的特性，所以二者表现出来也是不一样的。但是，虽然惊与恐有这么多的区别，二者还是往往相兼出现的。那就是说惊可以导致恐，而恐惧又常常引发惊，所以惊和恐很多时候不是截然分开的，包括《黄帝内经》当中也经常提到，叫"形数惊恐""大惊卒恐"等，把惊恐也是相提并论的。

这里我一再强调，产生恐也好，惊也好，其实最关键的脏腑是肾脏。所以我们这里反复提到，说小儿易惊，老人可能有时候也易惊，原因也都是由于肾气不足。

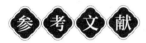

[1]　《灵枢·口问》[M]. 北京：人民卫生出版社 . 2012:63.

[2]　《黄帝内经素问·举痛论》[M]. 北京：人民卫生出版社 . 2012:151,152.

[3]　《黄帝内经素问·阴阳应象大论》[M]. 北京：人民卫生出版社 . 2012:23.

[4]　《素问·奇病论》[M]. 北京：人民卫生出版社 . 2012:179.

[5]　《素问·至真要大论》[M]. 北京：人民卫生出版社 . 2012:363.

[6]　《灵枢·杂病篇》[M]. 北京：人民卫生出版社 . 2012:62.

第十八集
"万一"时刻莫惊慌

惊是我们七情当中一个正常的情志，是人体对于接触外界事物的一个防御机制，也是一个保护人体的机制，它的存在是非常必要的。那么惊是怎么产生的？过惊会损害人体，那么我们怎么去预防它？过惊引发的疾病我们又该如何治疗呢？

一、惊是如何产生的

（一）刺激属外因

在讲《黄帝内经》七情篇的开始我就说过，人的这种情绪反应是在跟外界接触的过程中，由外界刺激来产生的，形成的触于外物而生情的一种情绪。如果没有外界这个刺激，惊就产生不了。

《水浒传》里面有一个武松打虎的故事。武松路过景阳冈，见到酒家有一个条幅，叫做"三碗不过岗"，意思是说人喝了三碗酒就过不去前面那个山岗了。武松酒量大，认为这个条幅的内容不过是店家骗人的，结果就一直喝了18碗酒，然后就开始翻越山岗。结果走到半路，酒劲儿上来了，于是武松找了块大石头想睡一会。可是武松刚要入睡，忽然从树林里窜出来一只大老虎，直接朝着武松扑了过去。武松感受到老虎的危险，酒劲儿一下就给惊醒了，也可以说酒化作汗水就冒出来了。结果，武松在惊的情况下把这个老虎给打死了。因为这个事情，武松名声大振。那么在这个故事里我们可以发现，惊是在自己没有思想准备的情况下突然发生外界刺激，人体产生的一种本能反应。由此可见，没有外界刺激，惊这种情绪就产生不了，所以在《中国医学大辞典》这样解释"惊"："惊，触而心动也……此证因卒闻巨声，或目击异物，或遇险临危，致心惕惕然而惊"，认为惊是感受巨声，异物，或者遇险，在这些外界因素的刺激下产生的一种情志。

（二）学识性情

在我们日常生活中有这么一个现象，遇着同一件事，有的人容易惊，有的可能就不容易惊，这两种人《黄帝内经》将其区分为勇敢之人和怯懦之人。怯懦之人也称为胆小之人，勇敢之人也称为胆大之人，《黄帝内经》说："**诊病之道，观人勇怯骨肉皮肤，能知其情，以为诊法也。**"指出勇敢的、胆子比较大的人，跟这个胆小、怯懦的人相比，出现惊的可能性就小一些。因为这两种人对危险的认识程度不太一样，勇敢的人认为这个事没什么危险，自己能对付，所以就不惊。而胆小的人认为周围很多事情都是针对他的，危险程度就比较高，所以就比较敏感，也就容易受惊。

此外，因为惊的本质其实是出于对周围事物危险性的敏感程度，因此究其本质而言，只要认识清楚这个外界事物，就不太害怕了。

所以上一集我也说过，就拿大人跟小孩来做比较，大人打雷不害怕，因为他知道要下雨了，这是个自然现象。而小孩不知道下雨为什么要打雷，雷是怎么产生的，因为这个巨大的声响可能就吓得哇哇大哭。这就是受惊跟没受惊的区别。当然，到底受惊还是不受惊，前提是他对外界的这个事物了解多少。

说到这里，可能也有朋友要问我了，怀疑我说的有点矛盾。因为有一个词叫做"无知者无畏"。那为什么小儿属于无知反而会害怕呢？其实"无知者无畏"主要涉及的不是惊，而是恐这个情志。因为大人知道是什么是危险，对这个事物有前期的认识了，所以他知道害怕与恐惧，所以当这个危险的事物将要出现的时候，他会感觉到恐惧、害怕。而无知者意识不到这件事的危险性，所以对它不恐惧和害怕。因此"无知者无畏"主要说的是恐，而不是惊。

（三）五脏气血

前面我反复在强调，我们"七情"的产生跟人体五脏是密切相关的，所以才有**"人有五脏，化五气，以生喜怒悲忧恐"**。惊也一样，也有内在脏腑作为它产生的基础。

我们先看看心。在《黄帝内经》当中说：**"少阴所至为惊惑恶寒战慄谵妄"**，少阴在这里指的就是心火，心火容易导致惊骇、疑惑。惊就是害怕，惑就是疑惑，对事情不了解，感到迷惑。除此之外还有恶寒、战栗、打哆嗦、谵言妄语等表现。著名医家吴崑也有类似的说法："少阴主火，火生于心则惊。"少阴在这里代表手少阴心经，又指我们中医的心脏，而惊跟我们的心密切相关。刘完素在《素问玄机原病式》当中也提到，说"惊者，心卒动而不宁也"，认为惊是心突然动了，不能安静下来而产生的一种表现。所以惊除了外界刺激，主要跟心有关系，是心被扰动而产生的，因此治惊要安心定神。而反过来也一样，如果心有病变的话，也很容易产生惊。

一本金融学的教材里记录了这样一个案例，有一个70多岁的老太太一天上午回家，走在马路的正中间，结果后边有一辆卡车开过来了，司机发现前头有一个老太太走，就按喇叭警示，但他并没有减速，他想按喇叭提醒老太太让路。但是按喇叭以后，老太太没有躲开，结果这车就快速地过来了。到最后离老太太还有几米远的时候，卡车司机赶紧急刹车。虽然最终卡车在离老太太只有 0.3 米远的地方终于停了，但是老太太被急刹车的那种机械声惊吓倒地。后来虽然及时送去医院抢救，但是因为老人患有严重心脏病，结果还是去世了。

从这个案例当中我们也可以看出，心脏有疾患的人容易受到惊吓，而且惊吓容易导致严重的后果。所以现在在有些比较危险的景点，或者比较刺激的游乐设施，像过山车、玻璃栈道之类的，旁边都竖了一个牌子，说有心脏病的人不要去参观或体验，就是因为这一类人不能耐受惊吓，受到惊吓之后容易产生一些不良的后果。

当然，我刚才所说的这个心可不仅是指解剖的这个心脏，因为《黄帝内经》当中说心主神明，所以当我们精神意识思维有障碍的时候，也可以认为是心有病。所以我在这里说的心病，不单是解剖上的心脏有疾病，我们思维上的病变也是心有病。心有病的人，心神的耐受力就降低，受惊的刺激程度就会加大，就容易产生不良的反应。

实际上，不仅是心与惊有密切关系，其他脏腑跟惊也有密切关系。所以像中医学名著《张氏医通》当中也就说过，"夫惊虽主于心，而肝胆脾胃皆有之"，认为肝胆脾胃都可以产生惊。

在《黄帝内经》的《素问·金匮真言论》当中就提到过，说**"东方青色，入通于肝，开窍于目，藏精于肝，其病发惊骇。"**所以我们说惊跟肝是密切相关的，肝属于木，主风，当肝有病的时候，人就很容易产生惊骇这样的病变。所以我们把惊跟木相属，惊跟风相属，归于肝。

有一本书叫《中医奇证新编》，这本书里记载了这么一个案例。这是 48 岁的一位男性，他有这么一个症状，就是每天睡觉以后，而且是酣睡后，一般是后半夜的两点到五点左右，他就会惊叫而醒，两掌心相对，猛地拍巴掌，然后两脚内侧相对，使劲在那儿蹬，或者是起来拿拳头砸墙，而且还喊叫。对于这个行为，他自己心里好像是清楚，但就是不能自制。他经常晚上折腾这么一顿，闹得家人也睡不好，邻居也睡不好，都对他很有意见。这个人平常就有头痛，眩晕，胸中比较满闷，而且他半边身子有点不太灵活，写字手也颤。所以医生认为，这个人实际上是肝肾阴精被伤了，肝阳偏亢化风，引起了这种风的现象，也就是所谓的惊骇、惊叫、哭喊这类的症状。于是最后用滋肝肾、潜肝阳的药，而且医生还认为，这个患者还有点痰和瘀血，所以又用了一点祛瘀化痰的药物，最后取得了不错的疗效。

这是肝，那么胆呢？《黄帝内经》多次提出，**"胆者，中正之官，决断出焉"**。胆跟肝一起，肝是主谋略的，胆是主决断的。所以，如果一个人肝胆出现问题，谋虑、决断能力就会下降，相应的对危险的警惕性、对周围事物的警惕性就会提高，敏感度就会加强，很容易产生惊、恐这种情绪，表现为看什么都害怕了。所以，我们该治疗肝胆的还是要治疗肝胆。

另一个脏腑就是肾。在上一集当中，我们说什么样的人容易产生惊的时候，也多次提到肾有问题的人容易受惊。

我的导师王洪图先生实际上就治疗过这么一个小孩，这是一个小男孩，当时8岁。这个小男孩暑假去看电影，当时放映的是《聊斋》的故事片《画皮》。我们知道这是个恐怖片，音乐和画面都是比较恐怖的，而且还有一些令人惊悚的镜头。结果这小男孩看着看着就吓得躲在座位底下了。回家以后这个小男孩就开始睡眠不安，胆子越来越小，食欲越来越差，还经常问一些非常离奇，稀奇古怪的问题。比如他有时候问，解剖室里的那些死尸会不会出来吃小孩啊？而且发育也是受到明显影响，头发也枯槁，学习成绩也越来越差。

我们来看这个病案，这个孩子当时 8 岁，8 岁是什么年龄段？在《黄帝内经》当中就称为**"丈夫八岁，肾气实，发长齿更。"**中医认为，8 岁的时候肾气刚刚开始充盛，还没有充实好，也可以理解为刚刚开始发育。所以我们叫形气未充，肾气不足。那么肾气不足，本来对一些事就有些害怕，在这基础上再加上惊的刺激，那就是惊恐并存，所以《内经知要》当中也讲，说"且惊且恐，则气衰而神乱。"也就是说惊恐并存的时候更容易使得我们人体气机紊乱、逆乱，神明也容易失常。加上这小孩不管是心神的意识，还是脏腑的功能，都是比较弱的，那么受外界影响都是比较大的，所以很容易产生一些病变。当然，这本身又是一个恶性循环，惊恐又会进一步伤肾，导致肾气更加不足。所以这小孩发育越来越不好，包括头发也枯槁，智力也下降。

所以我们说，肾脏在我们人体产生惊的这个过程当中，起的作用还是很大的。

那么说到这儿，我们大家就可以知道了，惊到底是怎么产生的呢？实际上是在勇怯的这个基础上（主要指怯懦之人），我们人体五脏的脏腑功能偏弱，尤其是以肾虚作为一个关键，在这基础上受到外界的突然的强大刺激，产生的一种情绪反应。它可以使我们正常的气机紊乱，正常的道路可能会被改变，产生一种乱，直接影响我们的神志，也就是我们的精神意识思维活动，也可以影响我们脏腑的气机因而产生一些不正常的现象。像心神逆乱，精神意识思维出现问题，还有脏腑功能产生一些异常的变化等。那么对于这样一些变化，我们应该怎么去应对呢？

❀ 二、惊的预防和治疗

在《绿野仙踪》这部童话片里头有一只狮子，这狮子特别胆小，一点点小动静就能给他吓一大跳。后来狮子吃了壮胆的药，慢慢就好了。那么真的有这样神奇的药物吗？对于那些总是一惊一乍，惊慌失措的这种状况，我们应该怎么办呢？

（一）惊者平之

我首先要讲的一个治疗方法，就是《黄帝内经》当中所提的"**惊者平之**"。我曾经见到过这么一个案例，这是天津中医药大学一位老教授的病案。一个 15 岁的女孩，她去参加学校暑期的生物小组活动，到野外去寻找一些动植物制作标本。结果就在树林里，突然从草丛中窜出一条蛇，直冲着她就过来了，这个女孩惊吓过度，顿时昏倒在地。等她醒了以后，经常产生幻觉，老感觉有条蛇张着一个大口就冲她来。而这个幻觉一产生以后，她就惊叫、惊喊着，各处乱跑，谁也控制不住她。

这个女孩曾服用安定等镇静的西药，也用过一些镇定安神的中药，可是效果都不太显著。于是，这位老大夫就采取一种心理疗法去给她治疗。他首先让这个女孩的父母、家属弄了好多纸蛇的玩具，把这些玩具纸蛇放在女孩的房间当中。这个女孩一看这些蛇，那个害怕的感觉就出来了。但是老大夫又同时让她家属找了一些小孩跟这女孩一起玩。这女孩逐渐就看见其他小孩拿那些纸蛇的玩具在那儿玩耍、嬉闹，可是并不害怕，慢慢心中的恐惧感也逐日降低。

另外一个方面，老大夫让这个女孩的家人在这个女孩产生幻觉，认为有蛇张口向她扑来的时候，就拿着棍子、刀子、棒子假装去打这个蛇。而且还给这个女孩一根木棍，动员这个小孩也来打这蛇。久而久之，这小孩慢慢就感觉好像没有真正的那个蛇要来吃自己。这个女孩想明白了，慢慢地也就不再害怕了，也不再恐慌了，而那种幻觉也慢慢地消失了。最终，这个小孩就痊愈了。

这个医案实际上就是应用**"惊者平之"**这个道理，让患者习以为常，就不觉得惊恐了，这被称为行为系统脱敏疗法，正如元代的医家滑寿在《读素问钞》当中做注说："愚谓卒见异物，暴闻异声，以致惊也，须使其习见异物，熟闻异声，则平常习熟不以为异而惊去矣，故曰平之。"**"惊者平之"**在这里不仅仅是我刚才所说的习以为常这个方面的意思，还有另外一层意思："或谓镇静其心，安定其神，亦所以平之也。"因此对于惊，我们可以镇定安神，用一些镇静的中药去进行治疗。

（二）药物治疗

惊的产生跟人体的脏腑、气血密切相关，所以治疗一些由惊导致的病症，可能还要从脏腑、气血的角度来入手。

首先，我们看看心、肾。在《女科医案》当中记载了这么一个案例，有一个淮安的巨商，他的母亲患有怔忡病，表现为心悸心慌，类似于我们现在说的心脏病，每天需要服用人参、白术这类的药物，但是病情却越来越严重，不见减轻。而且她还有一个特点，就是一听到声音就会吓晕了。当这个大夫去的时候，他发现两个仆人从背后抱着老太太，然后给这老太太做全身敲打、按摩，而且还安慰老太太，让她不要害怕，但是老太太仍然是惊惕不已。

于是这个大夫就给患者开始看诊，最后大夫认为她的疾病是肾气携带着痰上冲于心所致。这个实际上就是我们有时候所说的，水上凌心，于是他就用祛痰安神、补肾纳气的方法使心肾相交。后来老太太服药之后这个惊恐症状就完全没有了，按医案记载，即使开船放炮也不为所动。

惊除了跟心肾相关，还跟肝和脾关系密切。我在门诊上也遇到过这样一个患者，这是一个 50 岁左右的女性。这个女性晚上睡觉睡不好，一有点小动静就会惊醒，睡眠不深。第二天比较乏力，不想干活，心中还有些郁闷，对一些事情也没有兴趣也不高，胆子还特别小，白天有些动静也害怕。这个患者还有一个症状就是不欲饮食，大便偏干。于是我就采用一些疏肝健脾，补气养血这样的方法，用党参、黄芪、当归、白芍、柴胡、白术、郁金等药，慢慢给她调理，效果还是不错的。

（三）按摩疗法

在治疗这些惊证的时候，《黄帝内经》当中也提到过按摩疗法，比如**"形数惊恐，筋脉不通，病生于不仁，治之以按摩醪药"**。现在有人也提出来，小儿推拿当中就有"清天河水"可以治疗惊证。中医认为，小儿前臂内侧正中，自腕横纹中点至肘横纹中点成一直线的部位就是天河水。那所谓清天河水就是从腕横纹往肘横纹上推。这个治疗方法有清热镇静的功用，受惊的小孩可以用一下。另外还有一种小儿推拿的按摩方法，叫做推天门。推天门指从我们两眉之间从山根向上，往发际上推，实际上也是起到清热镇静的作用。

《黄帝内经》认为按摩的方法可以治疗惊，但同时又提到，针刺的方法又有禁忌证，**"无刺大惊人""大惊大恐，必定其气，乃刺之。"**受惊的人气机太乱了，太乱的时候就不要再用针刺了，否则可能要发生危险。应该在他气机比较稳定的时候再用针刺的方法去进行治疗。因此对于惊恐万分的患者还是尽量少用针刺的方法。

（四）磨炼心性，增长见闻

由于人性情的勇怯不同，不同的人对于惊的感受是不太一样的。惊是各种突发事件引起的，而这些事件我们是不可控的。但是人的这种心性意志我们是可以锤炼的。所以，既然勇敢之人惊少，怯懦之人惊多，因此可以磨炼心性，增长见闻，从这个方面来锻炼我们的意志，增长我们的才智，可以壮我们的胆子，锻炼我们达到处事不惊的这么一种能力，这样对世界的认识比较广泛，就不太会害怕了。

具体磨炼心性的方法其实有很多，比如多读书，多接触事物来开阔我们的视野，也可以用我们前面所说的"惊者平之"的方法，也就是与给你产生惊的这些事物多接触，反复接触，来锻炼我们的意志。

❀ 三、七情总结

那么到此为止，我们《内经》的七情篇就告一段落了。我所讲的只是"七情"当中的一小部分，大家如果想进一步了解，可以看一下《黄帝内经》的原著。

总的来看，"七情"是人的一个生理过程，"七情"产生是由外界因素影响的，是触物而产生的，而且跟我们人体的脏腑气血又是密切相关的，所以《内经》多次强调，**"人有五脏化五气，以生喜怒悲忧恐。"**

另外，"七情"之间是相互影响的，每一种情绪都不是独立存在的，就像思是各种情志的一个基础，我们今天所谈到的这个惊也是，惊可以产生恐，恐可以生惊，它们之间的关系是比较密切的。另外"七情"是一个正常的反应，有"七情"才使我们的生活多姿多彩，有滋有味。但是，"七情"太过可能也会损伤人体。所以我们在几讲当中都谈到这些问题，由于生病起于过用，"七情"太过是不行的。

另外还讲一点，我们这里所谈到的"七情"，实际上就是我们对外界这些刺激所产生的一个情绪反应。它跟我们经常说的情感还是有些区别的。因为七情是偏于短暂的，有情景性的一种情绪反应，而情感是比较稳定而持久的，而且是具有深层体验的一种感情的反应，包括道德感和价值感，包含了家庭、社会需求等种种因素，像爱情、幸福、责任、仇恨等，这些都叫做情感。我们所讲的"七情"，跟情感不要划等号。

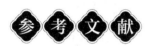

[1] 《黄帝内经素问·经脉别论》[M]. 北京：人民卫生出版社 . 2012:94.

[2] 《黄帝内经素问·阴阳应象大论》[M]. 北京：人民卫生出版社 . 2012:23.

[3] 《黄帝内经素问·六元正纪大论》[M]. 北京：人民卫生出版社 . 2012:336.

[4] 《黄帝内经素问·金匮真言论》[M]. 北京：人民卫生出版社 . 2012:17.

[5] 《黄帝内经素问·灵兰秘典论》[M]. 北京：人民卫生出版社 . 2012:40.

[6] 《黄帝内经素问·上古天真论》[M]. 北京：人民卫生出版社 . 2012:4.

[7] 《黄帝内经素问·至真要大论》[M]. 北京：人民卫生出版社 . 2012:364.

[8] 《灵枢经·九针论》[M]. 北京：人民卫生出版社 . 2012:139.

[9] 《黄帝内经素问·刺禁论》[M]. 北京：人民卫生出版社 . 2012:190.

[10] 《灵枢经·终始》[M]. 北京：人民卫生出版社 . 2012:27.

12检